ANATOMIAS

Copyright © 2019 by Gilson Barreto e Rogério Gozzi. Licença exclusiva para publicação em português brasileiro cedida à nVersos Editora. Título: *Anatomias*.

Diretor Editorial e de Arte:
Julio César Batista

Produção Editorial, Edição e Capa:
Carlos Renato

Edição:
Richard Sanches

Revisão:
Maria Dolores Delfina Sierra Mata

Editoração Eletrônica e Projeto Gráfico:
Equipe nVersos

Iconografia:
Matheus Pfeifer

Dados Internacionais de Catalogação na Publicação (CIP)
(Câmara Brasileira do Livro, SP, Brasil)

Barreto, Gilson / Gozzi, Rogério
Anatomias: os universos do corpo humano / Barreto, Gilson; Gozzi, Rogério; São Paulo: nVersos, 2019.

ISBN 978-85-54862-31-2

1. Anatomia 2. Arte 3. Medicina
4. Anatomias I. Título.

18-16653   CDD-611

Índices para catálogo sistemático:
1. Anatomia: Ciências médicas 613.2

1ª edição – 2019
Esta obra contempla o Acordo Ortográfico da Língua Portuguesa
Impresso no Brasil - *Printed in Brazil*
nVersos Editora: Rua Cabo Eduardo Alegre, 36 - cep: 01257060 - São Paulo – SP
Tel.: 11 3382-3000
www.nversos.com.br
nversos@nversos.com.br

ANATOMIAS
OS UNIVERSOS DO CORPO HUMANO

Gilson Barreto
Rogério Gozzi

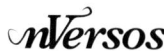

"Este livro é dedicado à anatomia humana. Bela na essência, é estranha ao deixar o dorso para pregar as asas no cérebro. Curioso... mas é exatamente isso que nos permite voar no mundo da criatividade."

Sumário

Prefácio, 9
Introdução, 13
Anatomia e algumas histórias, 15
Linha do tempo da anatomia, 17
Uma nova linguagem, 25
Embalagem anatômica: a pele, 33
Anatomia e o espelho, 37
Anatomia e arte, 43
Anatomia e arquitetura, 55
Anatomia e design, 67
Anatomia e a sexualidade, 73
Anatomia e automobilismo, 77
Anatomia e mitologia, 81
Anatomia e moda, 85
Anatomia e esportes, 89
Anatomia, infância e brinquedos, 93
Anatomia e ferramentas, 97
Anatomia e tecnologia, 101
Anatomia e os instrumentos musicais, 105
Anatomia e física, 109
Bibliografia, 117

Prefácio

Este livro nasceu de um desejo de mudança. No início do ano de 1982, eu entrava pela primeira vez num laboratório de anatomia, a sensação era extremamente gratificante, como se fosse um prêmio após ter conseguido passar no vestibular. Cercada por esqueletos e corpos de uma cor acinzentada, mergulhados em banheiras de formol, uma dezena de jovens tentava disfarçar seu estado de perplexidade. E logo o silêncio foi sendo gradativamente rompido por uma observação aqui e acolá.

À medida que os meses passavam, grupos de quatro pessoas se debruçavam sobre os cadáveres para praticar a dissecação. Um aprendizado cujas memórias são marcadas pelo cheiro penetrante do formol e pelo olhar lacrimejado pelo arder dos olhos. Nem mesmo isso era um impeditivo para que passássemos horas e horas ali. Eu acabei indo um pouco além, nessas trilhas da vida sem muita explicação. Desenvolvi um sentimento de admiração pela beleza da anatomia humana e tive a oportunidade de permanecer no departamento pelos anos seguintes, como se fosse um monitor das aulas e um operário da disciplina. E, ali, aprendi não só anatomia humana, mas a importância desse conhecimento para minha atuação como médico cirurgião.

Nos últimos trinta anos o mundo se transformou. A tecnologia chegou rapidamente e com uma força brutal. Os processos mudaram, a vida mudou. E a aula de anatomia também...

Esse vínculo com o Departamento de Anatomia da Universidade Estadual de Campinas (Unicamp) eu mantenho até hoje. O que me possibilitou tomar parte em calorosos debates com docentes da disciplina. Por essas discussões e por meu convívio com médicos recém-formados, concluí que algo precisava ser feito para fazer renascer o interesse – não só de estudantes de biologia, medicina e áreas afins, mas mesmo do público geral – por essa magnífica ciência.

É certo que, um pouco em contraste com esse mundo moderno e dinâmico em que vivemos, o assunto principal tratado nestas páginas se mantém um tanto estático: o conhecimento anatômico. E por isso mesmo este livro se constitui como uma reflexão sobre a anatomia humana, e não como um atlas, cheio de imagens de órgãos e membros humanos – pois aí não haveria novidade, já que esta é provavelmente a única ciência no universo que se mantém quase invariável.

Mesmo a característica de imutabilidade do conhecimento anatômico não chega a representar uma desvantagem, pois, uma vez que este é adquirido, ele se manterá sempre o mesmo, e sempre útil. Desde os tempos gregos, quando Hipócrates, rodeado por discípulos, se debruçava sobre cadáveres, os estudos e o olhar para essa dimensão humana permanecem praticamente imutáveis. A evolução é um processo lento, e uma dúzia de séculos não seria capaz de impor transformações drásticas ao conhecimento anatômico adquirido nesse período.

Desejo, com esta publicação, despertar um interesse crítico sobre o corpo humano e analisar o fantástico mundo artificial criado pela mente do homem com um único objetivo: adequar aquilo que o cerca à anatomia humana.

Não creia que essa seja uma ideia revolucionária no que se refere ao espectro de análise dessa ciência. Ao longo da história humana, foram muitos os que se voltaram para a anatomia para buscar a origem de males, a cura de doenças, o segredo da Criação, e mesmo as proporções ideais para edifícios, a inspiração para a construção de ferramentas e, claro, o segredo para a reprodução realista das formas humanas nas artes plásticas. Espero que as ideias aqui contidas consigam despertar o interesse pela ciência anatômica. Primeiro, entendendo o próprio corpo, e então o que está além dele. Somente assim teremos um novo renascimento.

Gilson Barreto

A primeira vez que tive contato com a anatomia, dissecando cadáveres e entendendo como o corpo humano funcionava, foi em 1999 e não parei mais! Ao compreender a beleza da anatomia humana, inicia-se uma relação que não tem volta, pois quando você entende a arte envolvida na construção de cada estrutura do corpo humano que, com certeza, é a obra mais próxima da perfeição já construída. O livro *Anatomias* é uma síntese dessa paixão, no qual Gilson e eu tentamos trazer ao público, em geral, nossa admiração pela anatomia humana que, na maior parte das vezes, fica restrita somente aos profissionais de saúde, porém, agora acessível a todas as pessoas que têm encantamento pelo corpo humano, assim como nós!

Rogério Gozzi

Introdução

Quando o suíço Erich von Däniken lançou a primeira edição, em alemão, do livro *Eram os Deuses Astronautas?*, em 1968, tecendo correlações entre as pirâmides do Egito, os moais da ilha de Páscoa, as linhas de Nazca e outros tantos monumentos arqueológicos, o tema das origens do homem e da civilização voltou a ter evidência. Alguns autores mais audaciosos, como von Däniken, inferiram que os deuses eram seres extraterrestres que viajavam pelo espaço e que, encontrando o planeta Terra, dedicaram-se a transmitir conhecimento para uma espécie cheia de potencial, mas que vinha tendo problemas para deixar as cavernas, desenvolver tecnologia e dominar a natureza sem a ajuda de terceiros intergalácticos: os humanos. E assim o assunto voltou à moda, ganhando tratamento especial em diversos livros, filmes e documentários que buscavam responder à famosa pergunta: "De onde viemos?".

Se somos ou não alunos aplicados desses extraterrenos, ou quem sabe seus descendentes diretos, eu não posso afirmar. Afinal, passaram-se, aproximadamente, 800 gerações, de 40 anos em média, desde os tempos em que nós, humanos, habitávamos as cavernas e, por medo ou receio, delas não saíamos se não para caçar e coletar. Atualmente já podemos ver a luz do sol, mas ainda há muito que aprender!

Conseguimos trazer o sol para dentro de nossas cavernas modernas, com a luz que se acende pela eletricidade. Também trouxemos o riacho para nossos lares, graças aos encanamentos, e podemos até mesmo controlar sua vazão com a torneira. O fogo, das primeiras grandes conquistas de nossos antepassados primordiais, também foi bem domesticado, e hoje usamos o forno e o fogão para cozinhar e, nos lugares do planeta onde o frio é mais intenso e constante, temos as lareiras para nos aquecermos.

Quase todos esses utensílios, e muitos outros que no presente nos parecem tão banais, mas sem os quais seria difícil viver, foram idealizados e produzidos nas últimas quatro ou cinco gerações. Criamos um mundo completamente artificial. Não é difícil entender por que as interpretações de von Däniken tornaram-se tão populares. Parecemos mesmo ser de outro planeta. Ou pelo menos criamos outro planeta dentro da Terra: um planeta colonizado pelo homem e por suas invenções.

A discussão é profunda e complexa, e cada um acredita naquilo que lhe convém: podemos ser criaturas que desenvolveram a inteligência à medida que evoluíram, ou, talvez, descendentes de alienígenas, ou mesmo criações divinas, feitas à imagem e semelhança de seu criador. Nosso objetivo aqui não é instigar nenhuma polêmica, mas apenas refletir sobre a influência da forma do homem em tudo aquilo que ele cria. Veremos que todas suas obras se *desenvolvem a partir da anatomia humana*, e *atendem exclusivamente à anatomia humana*. Portanto, assim como aprender o alfabeto lhe possibilita ler e escrever em determinada língua, dominar a anatomia lhe permite compreender o "como" e o "por que" das diversas invenções humanas.

Michelangelo, em um de seus sonetos escreveu: "Se Deus fez o homem à sua semelhança, o que na Terra temos mais próximo de Deus é a *anatomia humana*, e só ela eu amo, pois nela Ele se espelha".[1] Para Michelangelo, a anatomia humana era a representação de Deus na Terra. Seja correta ou não, a ideia é maravilhosa. Para mim, a anatomia humana é divina. Divina na beleza, na complexidade, na harmonia, na arte, na essência. Conhecer anatomia estimula o conhecimento do próprio corpo e, também, conhecer nossos semelhantes.

Veremos agora como essa ciência que estuda o homem em seus aspectos mais comuns, naturais e universais se desenvolveu ao longo do tempo.

---

1. Tradução livre do autor.

Anatomia e algumas histórias

Ciência morta ou do futuro?

A anatomia é uma ciência desdenhada até pelas faculdades de medicina. Os alunos de medicina e de áreas afins (enfermagem, educação física, psicologia, terapia ocupacional, odontologia, fisioterapia e outras) andam estudando anatomia apenas por imagens. Aqui me lembro de Michelangelo, que vivia discutindo com Leonardo da Vinci se a pintura era mais importante que a escultura ou vice-versa. A pintura e a imagem são bidimensionais, já a escultura e o estudo da anatomia em um cadáver operam com mais dimensões. Cada uma tem seu valor, sua função e um contexto propício para seu emprego, mas não se pode comparar a efetividade das duas quando o assunto é aprendizado. A dissecação do cadáver, em sua tridimensionalidade, é fundamental para o adequado conhecimento da anatomia.

No presente não temos aquele ímpeto renascentista de se dedicar com afinco a várias áreas do conhecimento, e pagamos um preço alto por isso. Estuda-se superficialmente a anatomia em cursos ligados ao campo médico ou biológico, como mencionei anteriormente, mas será que ela não deveria ser efetivamente estudada em áreas como a arquitetura, o design (de moda, joias, interiores etc.), a engenharia e tantas outras? Como desenhar um anel sem se conhecer a anatomia da mão? Ou como projetar uma cadeira sem saber as proporções do corpo? Como o arquiteto vai definir a altura do chuveiro no vestiário de basquete ou no banheiro de um jóquei? A resposta é sempre a mesma: pela *anatomia*. Ou seria melhor dizer *anatomias*?

    Talvez, a falta do conhecimento anatômico seja o motivo de se lançarem dezenas de celulares e *tablets* de tantos tamanhos e formas diferentes. Creio que os engenheiros não conheçam anatomia humana o suficiente para produzirem um produto que seja confortável para o manuseio e adequado para as pontas dos dedos. É de fato relegar a segundo plano um conhecimento valoroso que já existia muito antes dos computadores, celulares e *tablets*, antes do Renascimento e mesmo antes de Cristo, como veremos na linha do tempo a seguir.

Linha do tempo da anatomia

c. 1550 a.C. – *Papiro Ebers*. Escrito no antigo Egito, este documento traz uma descrição precisa do sistema circulatório, do papel dos vasos sanguíneos e do coração, explorando campos que nos dias atuais conhecemos como anatomia e fisiologia, além de reunir fórmulas mágicas e de remédios populares. Foi batizado em homenagem ao monge alemão Georg Ebers, que o adquiriu em 1873, e agora se encontra na Universidade de Leipzig.

c. 510 a.C. – Alcmeão, filósofo, naturalista e médico grego de Crotona (hoje uma comuna italiana da região da Calábria), discípulo de Pitágoras, é considerado o pioneiro na dissecação de cadáveres humanos. Descobriu que os nervos terminavam (ou começavam) no cérebro e criou uma teoria sobre as sensações, de acordo com a qual os sentidos seriam responsabilidade do cérebro.

c. 460 a.C. a c. 370 a.C. – Hipócrates, pensador da Grécia antiga que é considerado o pai de medicina, escreveu 70 textos conhecidos como *corpus hippocraticum*, possibilitando um monumental avanço para a ciência médica. Seus escritos sobre anatomia contêm descrições claras tanto sobre instrumentos de dissecação quanto sobre procedimentos práticos.

c. 300 a.C. – Heröfilo, nascido na Calcedônia, e Erasístrato, natural de Iúlis, da ilha grega de Ceos, foram médicos, professores e estudiosos da anatomia. Juntos, fundaram a escola de anatomia da Alexandria, na qual realizaram dissecações humanas de forma sistemática.

150 a.C. a 200 d.C. – Proibição da violação de cadáveres pelo cristianismo e por motivações éticas.

c. 100 a.C. – Marcos Vitrúvio Polião, conhecido simplesmente como Vitrúvio, foi um arquiteto, engenheiro e militar romano que criou o conceito de proporção do corpo humano aplicado à arquitetura. Suas interpretações foram relidas por Leonardo da Vinci em seu clássico desenho *O homem de Vitrúvio*.

c. 200 d.C. – Cláudio Galeno, estudioso romano de origem grega, foi responsável pelo maior salto da história da anatomia. Foi ele quem diferenciou artérias de veias e nervos sensoriais de nervos motores, bem como quem identificou os rins como produtores da urina, a relação da laringe com a voz, o cérebro como centro do corpo humano – em vez do coração –, além de inúmeras outras descobertas.

1294 a 1303 – O papa Bonifácio VIII promulga bulas papais que proíbem a violação e o desmembramento de cadáveres, o que durou até o século XV.

c. 1500 – Durante o Renascimento, principalmente na Itália, a grande ciência era a anatomia. A medicina avançava basicamente com as descobertas anatômicas. As universidades médicas, como a de Pádua, começaram a publicar artigos sobre o corpo humano, e a restrição papal acabou ficando em segundo plano, quando até mesmo o clero passou a facilitar o acesso aos cadáveres humanos, desde que mantido o devido respeito. Assim, as dissecações passam a acontecer dentro das próprias igrejas, durante a noite, à luz de vela. Não só os médicos, mas também os artistas estavam enlouquecidos pela anatomia. Somente o conhecimento profundo dos ossos, músculos, articulações e outros. permitiria a reprodução exata da figura humana nas telas e nas esculturas. E não era incomum encontrar escapelos (bisturis) nos ateliês de artistas como Leonardo da Vinci, Albrecht Dürer, Luca Signorelli, Andrea Verrocchio, Rafael Sanzio. Todos dissecavam compulsivamente.

1543 – Andreas Vesalius, de Pádua, tido por muitos como o pai da anatomia moderna, publicou *De humani corporis fabrica* [*Da organização do corpo humano*], que é considerado o tratado inicial das ciências ocidentais. De valor inestimável para o saber humano, essa obra torna-se um marco do desprendimento do pensamento grego. Agora os renascentistas podiam fazer ciência por si mesmos. E o caminho não trilhado do conhecimento tornou-se uma aventura necessária em todas as áreas: matemática, literatura, filosofia, astronomia, física (óptica, mecânica) etc.

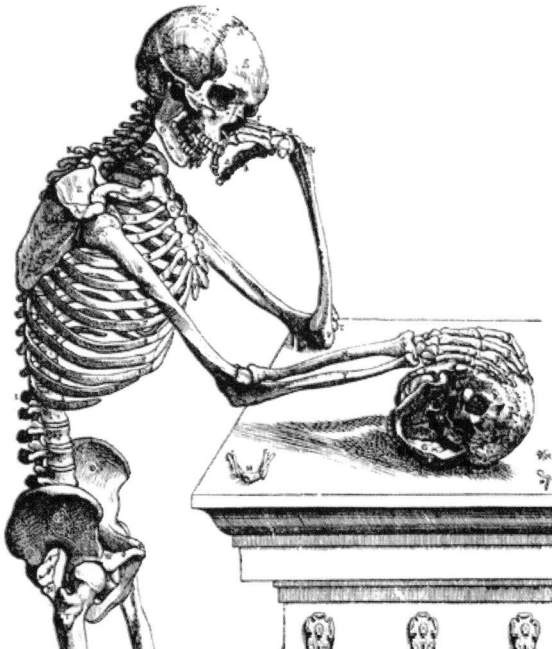

1. Ilustração clássica do livro *De humani corporis fabrica* mostrando um esqueleto estudando um crânio.

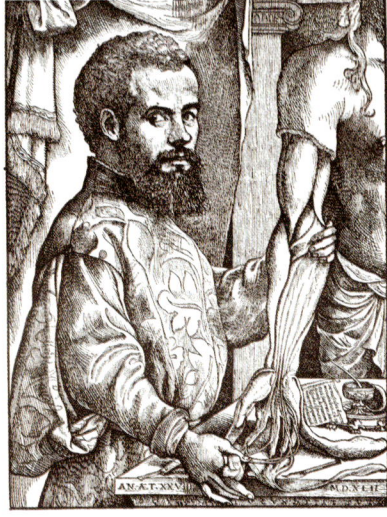 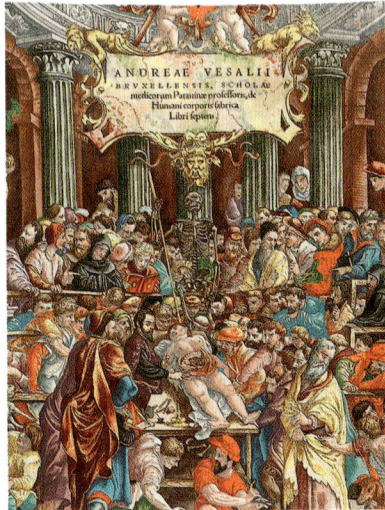

2. Gravura de Andreas Vesalius.
3. Capa do livro *De humani corporis fabrica*, **Andreas Vasalius**.

1552 – Valverde de Amusco, espanhol nascido em Amuscona atual província de Palência, por volta de 1525, foi um médico anatomista. Mudou-se para a Roma por volta de 1542, onde praticou e ensinou medicina. Foi um seguidor dos novos estudos de anatomia feito por Andreas Vesalius em 1543 com sua obra *De humani corporis fabrica*. Vesalius foi responsável pela ediçao do livro *História da composição do corpo humano*, o qual foi muito difundido no renascentismo.

1628 – William Harvey, nascido na Inglaterra, publicou *Exercitatio anatomica de motu cordis et sanguinis in animalibus* [*Estudo anatômico do movimento do coração e do sangue nos animais*], um livreto que tinha originalmente 72 páginas, nas quais está descrita a circulação sanguínea de diversos animais.

1682 – Giovanni Battista Morgagni, italiano, foi o fundador da anatomia patológica, professor de anatomia na Universidade de Pádua. Em 1761, aos 60 anos, publicou a obra em cinco volumes *De Sedibus et Causis Morborum* (*Da Sede e Causas das Doenças*), fruto de seus estudos e observações em autópsias por ele realizadas ou orientadas. Ele relacionou os sintomas apresentados em vida pelos enfermos com lesões anatômicas encontradas nos diferentes órgãos, como: aneurisma sifilítico da aorta, meningite secundária à otite, câncer do estômago, úlcera gástrica, colelitíase, endocardite, estenose mitral, insuficiência aórtica, estenose pulmonar, esclerose das coronárias, tetralogia de Fallot, coarctação da aorta e ileíte regional.

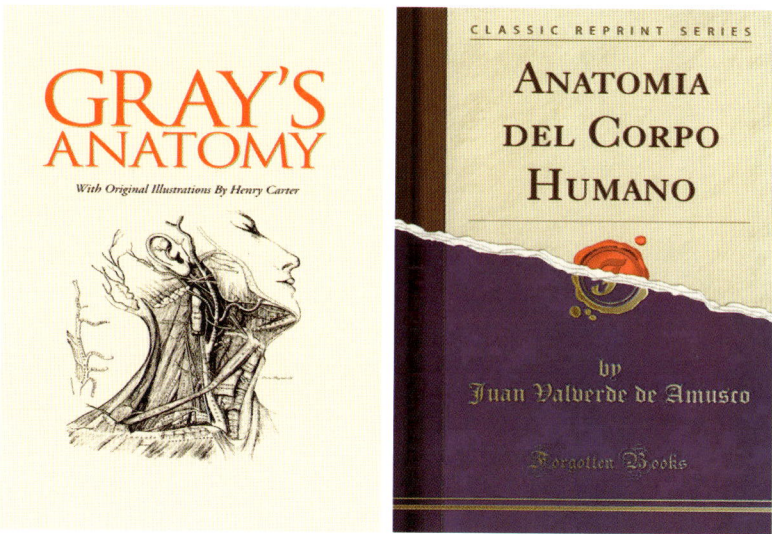

4. Capa do livro *Gray's Anatomy*, Henry Gray.
5. Capa do *Anatomia del corpo humano*, Juan Valverde de Amusco.

1809-1882 – Em sua obra *Origem das espécies* (1859), Charles Robert Darwin propôs que o ser humano teve origem da evolução de mamíferos primatas. Essa teoria chegou a ser acusada de absurda por defensores da crença religiosa do criacionismo. No entendo, a teoria de Darwin foi sendo aceita pelos meios científicos e antes do fim do século XIX já havia sido amplamente divulgada. Isso uniu a anatomia humana com a dos animais e vegetais e, desde então, a concepção de uma origem comum e de semelhanças morfológicas entre os seres vivos têm sido repetidas por evolucionistas para explicar a origem da espécie humana.

1858 – O cirurgião e anatomista Henry Gray, nascido na Inglaterra, publicou em 1842 a primeira edição de sua *Anatomia do corpo humano*, com 750 páginas e 363 figuras e que acabou ficando conhecida como *Gray's Anatomy* (nome do qual foi derivado o título da série de televisão *Grey's Anatomy*!). A obra se tornou uma das mais influentes nesse campo e é reimpressa até hoje (a 41ª edição é de 2015).

A anatomia é uma das mais belas ciências que o homem pode conhecer e possui uma característica única: a de ser estática, imutável. Quando estudantes dessa ciência debruçam a lâmina fria do bisturi sobre um cadáver, estão fazendo exatamente a mesma coisa que os mestres do passado. Com esse conhecimento, saberão mais sobre seus pacientes, seus semelhantes, e sobre si mesmos. E, uma vez que dominar qualquer conhecimento requer entrosamento com seu vocabulário específico, investigaremos agora os meandros da linguagem anatômica

Nota anatômica

Curiosidade do sistema circulatório: A medida que as artérias se dividem para formar novas artérias, a somatória dos seus diâmetros aumenta; assim como a medida que as veias se unem para formar novas veias.

Porém, há um exemplo no corpo humano onde duas artérias se unem para formar uma nova artéria. São as artérias vertebrais localizadas no pescoço, se unem e formam a artéria basilar dentro do crânio, observe os esquemas a seguir.

Linha do tempo da anatomia | 23

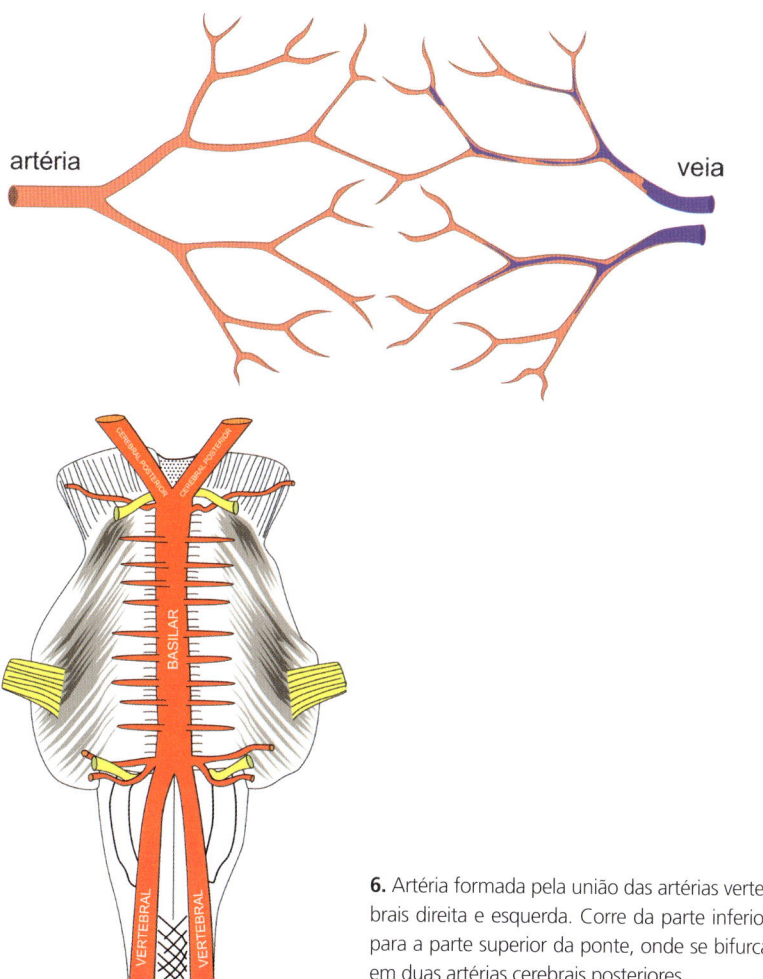

6. Artéria formada pela união das artérias vertebrais direita e esquerda. Corre da parte inferior para a parte superior da ponte, onde se bifurca em duas artérias cerebrais posteriores.

Uma nova linguagem

Saber se expressar em diversos idiomas, além da própria língua materna, é hoje um fato corriqueiro. Quem não fala inglês, espanhol, e talvez ainda o mandarim, provavelmente terá dificuldades para alcançar cargos mais altos no atual mercado de trabalho. É, preciso exercitar sempre esse músculo anatômico que trazemos na boca! E ainda assim, por mais que o coloquemos para trabalhar, conhecer a fundo um idioma já é um passo além, requer estudo, reflexão e compreensão de regras e estruturas – nem é preciso dizer o quão difícil é dominar a gramática e a ortografia de nossa própria língua portuguesa.

O estudo da anatomia também requer um entrosamento com a linguagem que lhe é própria, o que, além de tudo, torna esse processo mais divertido. Como todos sabem, a "nômina anatômica" deriva, em sua essência, do latim e do grego. A primeira é considerada uma língua morta, ou seja, não é falada diretamente, hoje, em lugar nenhum, ainda que seja utilizada oficialmente em alguns rituais da Igreja Católica e constitua a raiz de muitos idiomas, como o italiano, o espanhol, o francês e o próprio português. A língua grega, por outro lado, por mais que continue a ser falada em seu território original, não é a mesma que forneceu elementos que formam partes de vocábulos, ou mesmo vocábulos inteiros, de diversas línguas.

Conhecer o significado e a etimologia das palavras que integram o léxico anatômico, além de ajudar muito no estudo dessa ciência, ainda enriquece o vocabulário geral de sua língua materna, e possivelmente de outros idiomas, já que esses termos se estruturam, em geral, a partir dos mesmos elementos emprestados do latim e do grego. A própria palavra "anatomia" (*anatomy*, em inglês; *anatomie*, em francês e alemão; *anatomia*, em italiano; *anatomía*, em espanhol) é derivada das palavras gregas: "*ana*", que significa "através de", e "*tome*", que quer dizer "corte", às quais se soma o sufixo latino "*ia*", que expressa uma forma de conhecimento ou de prática (no caso, uma ciência); ou seja, trata-se de uma ciência que é praticada por meio de cortes, ou, para simplificar e atualizar, pela *dissecação*. Anatomia significa "dissecar", e por isso mesmo essa é melhor forma de aprendê-la.

Com o latim, é claro, não é diferente. Algumas noções dessa língua nos ajudam bastante a dominar o idioma anatômico. (Aliás, "dominar" vem do termo latino "*dominare*", e querem dizer, ambos, "ser senhor, mandar, ter 'domínio' [*dominium*]", que deriva de "*domus*", "casa", núcleo da propriedade do cidadão, onde ele era "senhor de seus domínios".) As contribuições do latim para a língua portuguesa encheriam um dicionário: ventre, uva, ereto, erro, axila e tantas outras. Com relação à anatomia, por exemplo, os sufixos diminutivos têm presença constante: enquanto em português acrescentamos "inho(a)" ou "zinho(a)", as formas latinas "ula" e "ulo" são responsáveis pela atenuação do grau dos substantivos.

Vejamos, em princípio, algumas contribuições latinas para a linguagem anatômica acompanhadas de seus significados:

abdome [*abdomen*] – esconder (os órgãos).
acetábulo [*acetabulum*, de *acetum* (vinagre)] – faz referência ao vasilhame côncavo, região óssea da bacia.
adrenal [de *ad-rens* (perto do rim)] – glândula endócrina.
ânus [*anus* (anel, círculo)] – abertura exterior do tubo digestivo, na extremidade do reto.
aurícula [*auricula*, dim. de *auris* (orelha)] – cada uma das cavidades na parte superior do coração, acima dos ventrículos.
baço [origem duvidosa, mas acredita-se que deriva de *badiu* (castanho), para se referir a algo opaco, sem brilho, como em "embaçar"] – víscera localizada no abdome, cuja função é

destruir os glóbulos vermelhos inúteis e liberar a hemoglobina que se converterá em bilirrubina no fígado.

bíceps [de *bi* + *cipis* (duas partes superiores, ou cabeças)] – músculo do braço ou da perna cuja extremidade superior tem duas inserções.

carina [*carina* (quilha ou casco do navio, ou parte oca da casca da noz)] – denominação de partes do corpo que têm forma de quilha ou crista, como a traqueia, a vagina etc.

carúncula [*caruncula*, dim. de *caro* (carne)] – "carninha", ou proeminência carnosa, avermelhada, que existe de modo normal ou patológico em diversas partes do corpo; o termo é usado, em geral, para se referir ao tecido residual do hímen rompido.

cerebelo [*cerebellum*, dim. de *cerebrum* (cérebro)] – órgão do sistema nervoso intracraniano.

clavícula [*clavicula*, dim. de *clavis* (chave)] – osso com dupla curvatura, como uma chave, entre o pescoço e o tórax.

comissura [*comissurae*, derivado de *comissum* (que junta, une ou liga) – denominação genérica das junções dos bordos de aberturas em forma de fenda, no corpo (pálpebras, lábios etc.); por exemplo, comissura labial.

digástrico [*di* (dois, ou duplo) + *gastro* (ventre, estômago) + *ico* (relativo a); "dois ventres"] – músculo que tem duas porções carnosas, ou ventres, como o do pescoço.

fíbula [*fibula* (fivela, broche, colchete, espeto)] – osso longo da face externa da perna (antes conhecido como "perônio").

folículo [*foliculus*, dim. de *folium* (folha, casca de semente, pericarpo etc.)] – qualquer cavidade em forma de saco, como em "folículo piloso" (minúscula cavidade da pele, onde nasce o pelo)

fontanela [*fontanella*, dim. de fontis (nascente, manancial de água)] – espaço membranoso entre os ossos (antes de estes se juntarem) do crânio do bebê.

fúrcula [*furcula*, dim. de *furca* (forca)] – região superior do osso esterno.

gálea [*galea* (capacete de couro)] – estrutura abaixo do couro cabeludo.

grácil [*gracilis* (fino, esbelto)] – músculo da coxa.
jejuno [*jejunus* (que está em jejum, vazio)] – segunda porção do intestino delgado.
jugular [*jugulus* (pescoço)] – veia localizada no pescoço.
linfa [*lympha* (água)] – líquido orgânico originado do sangue, composto de proteínas e lipídios, que circula nos vasos linfáticos e transporta glóbulos brancos, em especial os linfócitos T.
língula [*lingula*, dim. de *lingua* (língua)] – no pulmão, uma lingueta localizada no lobo superior esquerdo.
lúteo [*luteus* (amarelo alaranjado; pele lívida)] – por exemplo, "corpo lúteo": parte do ovário envolvida na produção de progesterona e outros hormônios.
mácula [*macula* (mancha, imperfeição)] – área especializada de epitélio sensitivo.
magno [*magnus* (grande, poderoso)] – maior forame da base do crânio.
mama [*mamma* (seio, em referência à "mãe")] – órgão glandular característico dos mamíferos, normalmente atrofiado no macho e, na fêmea, capaz de secretar leite; glândula mamária.
mandíbula [*mandibula*, derivado de *mando* (mastigar, morder) – osso da face.
molar [*molaris*, relativo a *molae* (moinho)] – como em "dente molar", aquele responsável por triturar, ou moer, os alimentos
ossículo [*ossiculum*, dim. de *ossum* (osso)] – qualquer osso pequeno, mas usado, em geral, para se referir a um dos ossos da cavidade timpânica.
rádio [*radius* (galho, varinha, semidiâmetro do círculo)] – osso do antebraço.
úvula [*uvula*, dim. de *uva* (fruto da videira)] – a "campainha", localizada no palato, que parece uma uvinha pendurada.
vagina [*vagina* (bainha, estojo)] – genital feminino.
valécula [*valecula*, dim. de *vallis* (vale)] – região entre a língua e a laringe.
válvula [*valvulae* (casulo, casca), derivação dim. de *valva* (porta de dois batentes)] – coração.

ventrículo [*ventriculus*, dim. de *ventre*] – pequena cavidade, especialmente do coração ou cérebro.
vênula [*venulae*, dim. de *venae* (veia)] – designação genérica das veias menores que se unem para formar plexos ou redes venosas.
vítreo [*vitrius* (feito de vidro, transparente)] – como em "humor vítreo", substância gelatinosa do globo ocular.

Já com relação à língua grega, um sufixo muito utilizado nas designações anatômicas é o *"oide"*, que significa "em forma de". Por exemplo, "cuboide" quer dizer "em forma de cubo", e é utilizado para denominar um dos ossos do pé. Vejamos outros casos de estruturas anatômicas cujo nome deriva do grego.

amígdala, ou amídala [*amugdále* (amêndoa)] – agregados de tecido linfoide, em especial aquele que se situa à entrada da garganta.
âmnio [*amníon* (vaso que contém o sangue de animais sacrificados)] – membrana que envolve o feto.
aorta [*aortês* (faca de cabo curvo)] – maior artéria do corpo humano.
artéria [*arterías* (dutos de ar)] – cada um dos vasos que transportam sangue oxigenado do coração para o resto do corpo (têm esse nome porque, na Antiguidade, sempre que explorava o corpo humano ou de animais, as artérias estavam cheias de ar, o que levou, a princípio, à crença de que elas eram responsáveis por transportar o ar, vindo dos pulmões, para o corpo).
aritenoide [*arutainoeidês* (em forma de funil ou de pirâmide)] – cartilagem da laringe.
carótida [*karótides* (adormecer)] – artéria do pescoço (sabia-se que ao comprimir este vaso do pescoço a pessoa "dormia").
coronoide [*coron* + *oide* (em forma de bico de corvo)] – processo da escápula e da mandíbula.
cricoide [*krikoeidês* (em forma de anel)] – cartilagem inferior da laringe.

dendrito [dim. de *dendros* (árvore)] – prolongamento dos neurônios especializado na recepção de estímulos.
epiglote [*epi* (sobre a) + *glottis* (lingueta de instrumento de sopro, glote)] – pequena cartilagem acima da laringe.
epíploon [derivado de *epíploos* (que recobre o que está no abdome)] – estrutura intra-abdominal: dobra do peritônio (atualmente se usa o termo "omento", derivado do latim *omentum*).
esqueleto [*skeletón* (corpo seco), que deriva do adjetivo *skeletós* (dessecado)] – conjunto de ossos dos vertebrados.
estiloide [*estilo*, derivado do termo latino *stilo* (punhal), + *oide*; "em forma de punhal/agulha"] – processo do osso temporal.
hipocôndrio [*hupokhóndrios* (situado sob as cartilagens)] – região do abdome.
hioide [*huoidês* (em forma de ípsilon)] – osso em forma de ferradura que se situa na parte anterior do pescoço humano (é o único que não está articulado com mais nenhum osso) e serve de âncora para os vários músculos da língua.
lambdoide [*lambdoeidês* (em forma da letra grega lambda (λ))] – sutura óssea occiptoparietal (da parte inferoposterior da cabeça).
lipídeo, ou lipídio [*lipo* (gordura) + ídio (originado de)] – molécula orgânica cuja função é o armazenamento de energia.
mastoide [*mastoidés* (em forma de mama)] – processo do osso temporal (mastologia: estudo da mama).
parótida [*para* (ao lado de) + *oti* (orelha, ouvido) + *ida* (relativo a); "ao lado da orelha"] – maior glândula salivar.
romboide [*rhomboeidês* (em forma de losango)] – músculo do dorso.
safena [*saphena* (que é visível)] – veia da perna.
sesamoide [*sesamoeides* (em forma do grão de sésamo) – se diz dos ossos localizados dentro de tendões (a patela, por exemplo, é o maior osso sesamoide do corpo humano, localizado no quadríceps femoral).

sigmoide [*sigmoeides* (em forma da letra sigma ("Σ" ou "ς")] – segmento do intestino grosso entre o cólon descendente e o reto.
tímpano [*túmpanon* (tambor)] – estrutura do ouvido.
tireoide [*thureoeidês* (em forma de escudo)] – cartilagem da laringe ou glândula.
xifoide [*xifo* (ponta da espada) + *oide*] – porção inferior do osso esterno.

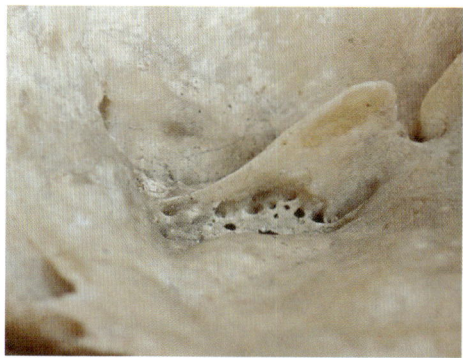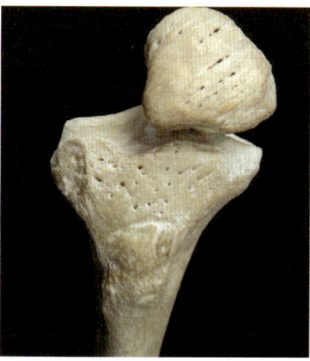

7. Osso etmoide – detalhe de lâmina crivosa.
8. Osso da perna, tíbia e patela, o maior osso sesamoide do corpo.

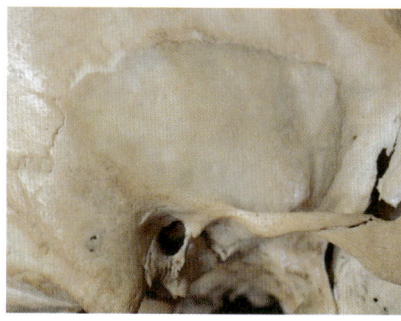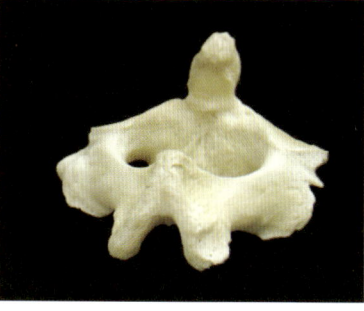

9. Fotografia da segunda vértebra da coluna cervical – osso axis; detalhe do processo odontoide.
10. Fotografia do osso temporal – detalhe processo mastoide.

Agora que temos um panorama do vocabulário anatômico e, principalmente, de como ele se estrutura etimologicamente, vamos ver como funciona na prática.

Embalagem anatômica: a pele

O filósofo e poeta francês Paul Valéry certa vez disse: "O mais profundo é a pele" – o que nos faz refletir sobre os diversos papéis desse órgão em nossa vida, a começar por sua importância direta para o corpo humano. Esse grande invólucro já inspirou poetas, romancistas, músicos e cineastas, seja para produzir um efeito sensual, seja mesmo para expressar uma condição sentimental ou um efeito social. Afinal, quem nunca ouviu expressões como "coisa de pele", "salvar a pele", "estar à flor da pele", "sentir na própria pele", ou mesmo "lobo em pele de cordeiro"? Só pela diversidade de sentidos que essas frases expressam já dá para perceber a relevância desse órgão.

Por isso, não é de estranhar que anatomistas como Galeno e Vesalius, na ânsia de desvendar os mistérios do corpo, ultrapassaram a pele não só com o cinzel, mas também com a curiosidade. No tratado *História da composição do corpo humano*, tem uma ilustração na qual a pele está na mão do "homem músculo", que, como São Bartolomeu[2], foi esfolado para mostrar a musculatura logo abaixo dela.

---

2. São Bartolomeu, conhecido também como Natanael, nasceu em Caná, na Galileia, foi um dos 12 apóstolos de Cristo. No *Novo Testamento* há poucas informações sobre sua vida e trajetória, o que alguns historiadores afirmam é que São Bartolomeu foi pregar o Evangelho de Cristo na região da Armênia Maior onde foi perseguido por aqueles que não aceitavam o cristianismo. São Bartolomeu foi esfolado vivo e, em seguida, decapitado. Sua figura foi retratada por Michelangelo na Capela Sistina na obra *Juízo Final*.

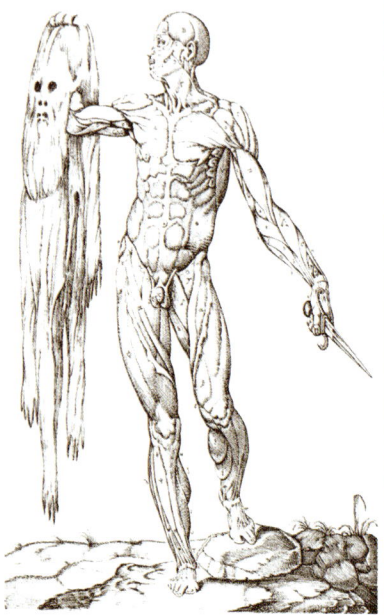 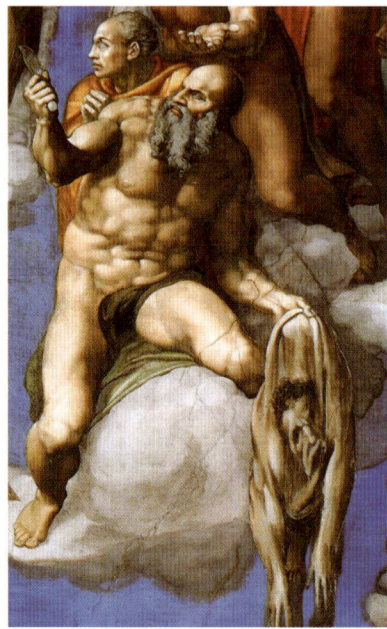

11. *Juízo Final*, 1437 – 41, afresco de Michelangelo, 137 cm x 122 cm. Vaticano, Capella Sistina. Recorte que mostra a figura de São Bartolomeu.

12. Imagem do "homem músculo" presente no livro *História da composição do corpo humano*, de 1556, escrito por Juan Valverde de Amusco. Gravura de Gaspar Becerra.

Apesar de tais comparações serem belas e criativas, creio que a melhor analogia da pele é com uma embalagem. Podemos exigir de uma embalagem características físicas adequadas a cada produto. Por exemplo, que uma lata seja impermeável à luz e à atmosfera, ou que o vidro nos permita ver o conteúdo, enquanto uma embalagem flexível, além das propriedades similares às da lata, ainda é moldada pelo conteúdo, embora seja menos resistente.

A pele não deixa de ser uma embalagem do corpo humano e, tal qual a dos produtos no supermercado, possui inúmeras propriedades. Além de ser o maior órgão do corpo humano e fazer a interface do corpo com o mundo, ela tem a capacidade de conviver com as agressividades; promove um equilíbrio térmico corporal; constitui uma barreira contra agentes infecciosos; possui receptores táteis que nos dão noções do mundo exterior, entre outras.

As imagens artísticas a seguir expressam toda a beleza da anatomia humana através da lente de Carl Warner, e fazem parte da série *Bodyscapes* [3].

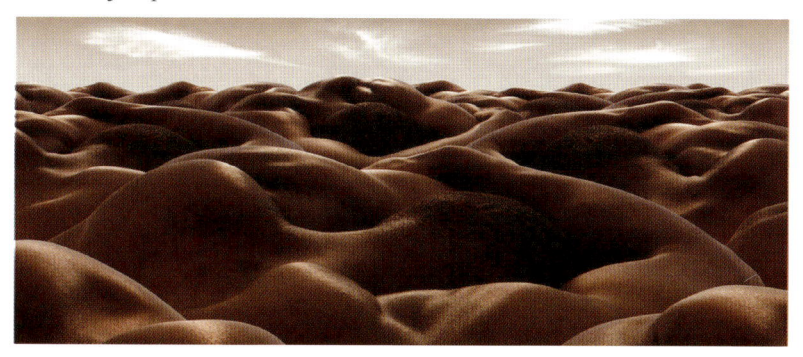

13. *Valley of the Reclining Woman*, Carl Warner/*Bodyscapes*.

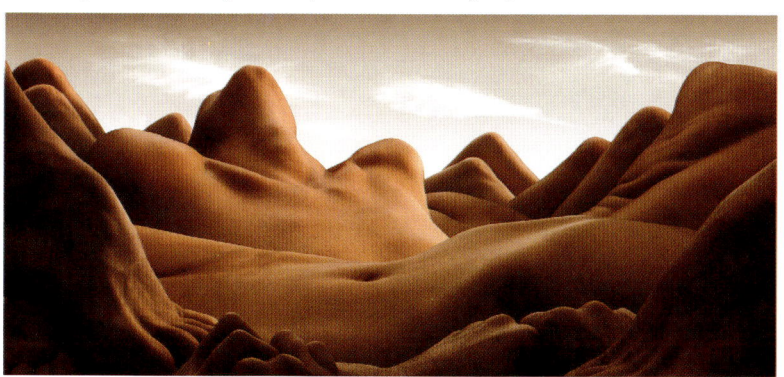

14. *Desert of Sleeping Men*, Carl Warner/*Bodyscapes*.

---

3. Warner, Carl "*Bodyscapes* é uma série de imagens que usam fotografias de um corpo em partes e em diferentes ângulos para criar paisagens. 'Vejo o corpo como um veículo que é gradualmente desgastado pela idade, carregando as cicatrizes da nossa jornada através da vida, como um mapa. Quer sejam cuidadas, abusadas, adoradas, atraídas, mimadas ou envenenadas, elas são muitas vezes um registro de como vivemos e, portanto, oferecemos uma forma alternativa de retrato. A visão externa dessa maneira torna-se uma reflexão mais abstrata e íntima de nós mesmos...'" [tradução do Editor]. Disponível em: http://www.carlwarner.com/photographer/. Acesso em: 08 ago. 2019.

Anatomia e o espelho

O espelho acompanha o ser humano há muito tempo, estando presente, por exemplo, já nos mitos da antiguidade romana. O espelho é o símbolo de Vênus, a deusa do amor, associada com harmonia e beleza. As origens desse símbolo remontam a espelhos usados desde a antiguidade para representar o espelho da deusa. Hoje, esse símbolo, um círculo com uma pequena cruz embaixo, é usado para representar o cobre na alquimia e o sexo feminino na biologia/anatomia.

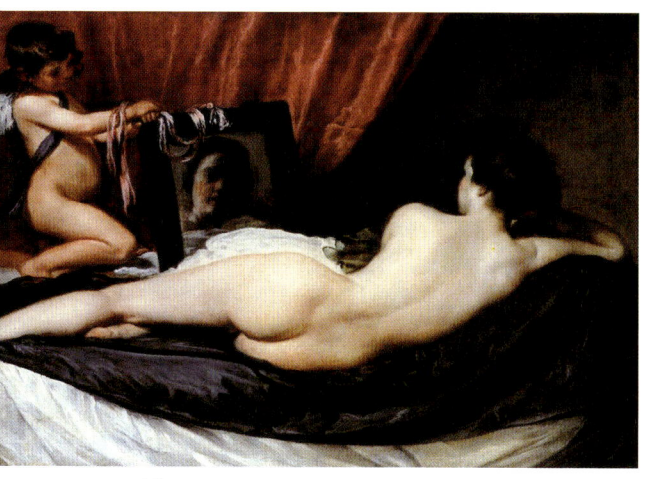

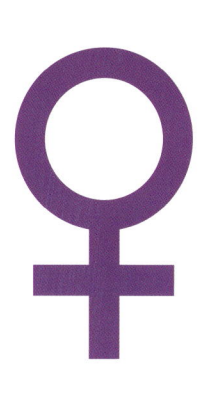

15. *Venus at her Mirror.* 1649-51, óleo sobre tela de Diego Velázquez, 1501-04; 122,5 cm x 177 cm. Londres, National Gallery.

16. Símbolo do cobre na alquimia e o sexo feminino na biologia/anatomia. Baseado no espelho da deusa Vênus.

Na mitologia grega Narciso se enamorou pela própria imagem, refletida em um lago, e Medusa foi decapitada por Perseu graças a ajuda de um escudo espelhado que este havia recebido de Atena. Mas o espelho continuou a fascinar o homem ao longo de toda sua história, como o faz até hoje. Por exemplo, se colocarmos um livro na frente de um espelho, as letras aparecerão invertidas e não conseguiremos lê-lo em seu reflexo. A história conta que Leonardo da Vinci escrevia invertido, em uma espécie de código que só se tornava legível quando disposto diante de um espelho. Entretanto, se o espelho inverte tudo da direita para a esquerda, e vice-versa, por que não inverte de cima para baixo?

Tempo para pensar...

Por mais banal que seja, a resposta é que o espelho não inverte da direita para esquerda, ele apenas reflete a imagem exatamente como ela é projetada. Portanto, nunca inverterá de cima para baixo.

No corpo humano, temos praticamente uma imagem anatômica especular. Se dividirmos o corpo verticalmente, ao meio, cruzando o centro do rosto, tórax e barriga, e projetarmos uma das laterais no espelho, teremos novamente a imagem da pessoa inteira. Ou quase. Uma experiência curiosa realizada com o rosto humano é a seguinte: tiramos uma fotografia do rosto de uma pessoa. Cortamos ao meio; e com a ajuda de um espelho encostamos as metades das fotos. Curiosamente, vamos obter a imagem de duas pessoas diferentes. Sim, poderiam ser gêmeas, semelhantes; mas são diferentes.

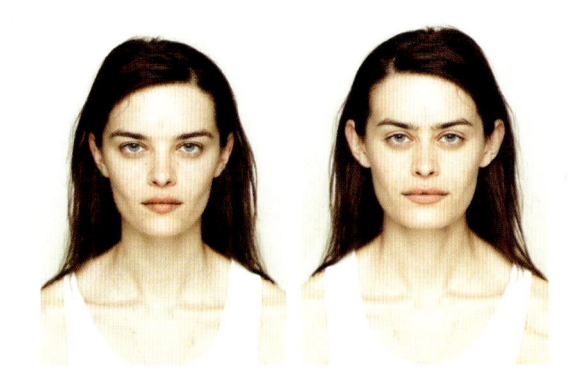

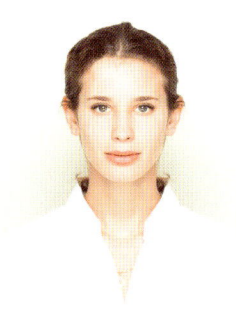

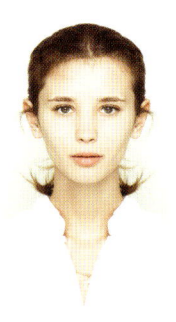

17. Duas mulheres submetidas ao experimento de terem suas metades faciais em imagem especular – série do fotógrafo Alex John Beck.

Esse fenômeno de assimetria das metades duplicadas ocorre em toda imagem do corpo. As nossas metades são *quase* iguais. No entanto, apenas *quase*. Quando transportamos essa diferença para os membros superiores e suas funções, as possibilidades tornam-se divertidas e, em certos casos, terapêuticas.

Por exemplo, você já ouviu falar na Síndrome do Membro Fantasma? Ela costuma ocorrer em pessoas que tiveram membros amputados em situações traumáticas, o que faz com que sintam dores (ou coceira, ou qualquer outra sensação) nos membros que já não estão mais lá. Muitos médicos interpretam essas sensações fantasmas como resultados de terminações nervosas inflamadas ou danificadas que emitiriam sinais anormais, muitas vezes, reproduzindo a sensação do trauma, que são interpretados pelo cérebro como se tivessem vindo do membro perdido.

Vários estudiosos da medicina e da psiquiatria se dedicaram a esse problema, até que na década de 1990 o neurocientista norte-americano de origem indiana V. S. Ramachandran desenvolveu um tratamento simples, mas que tem demonstrado grande eficácia: uma caixa de espelhos. Basicamente, o método consiste em usar um espelho que divide verticalmente o corpo do paciente, que tem o olho vendado no lado do membro perdido/fantasma. Pede-se, então, que ele faça movimentos com os membros de ambos os lados, ao mesmo tempo, e, com o olho aberto, observe seu meio reflexo no espelho. Assim, o paciente tem a impressão de que tem de fato o membro que havia perdido e, como que "ludibriando" o cérebro, consegue "reprogramar" as ligações neuronais de forma que parem de emitir as sensações fantasmas.[4]

Mas pensar em espelhos e em como eles invertem os lados de nossa anatomia também nos leva a refletir sobre como máquinas, utensílios e aparelhos são desenvolvidos tendo-se em mente o uso de membros do lado direito ou esquerdo e, obviamente, na relação da indústria com o público destro ou canhoto. Por exemplo, em uma conversa informal, um amigo contou que, quando foi ao banco para buscar um talão de cheques (alguém ainda usa?), o atendente perguntou: "O senhor deseja um talão para canhoto ou destro?". Sem entender a pergunta, meu amigo logo recebeu a explicação: o canhoto destaca a folha da direita para a esquerda.

Quem é ou conhece um canhoto sabe a dificuldade que essas pessoas têm com objetos: tesouras, abridores de lata, instrumentos musicais (como a guitarra ou o violão, que têm de ter as cordas invertidas), livros, cadernos e revistas. Isso porque não havia até pouco tempo nenhuma preocupação dos fabricantes em atender à anatomia de todos os potenciais consumidores de seus produtos, ou ao menos à de uma boa parcela deles. A boa notícia é que na atualidade já se pode encontrar no mercado vários desses objetos adaptados especialmente para nossos queridos sinistros.

---

4. Para mais informações sobre esse curioso método e sua efetividade, ver, por exemplo, o artigo do próprio V. S. Ramachandran em parceria com D. Rogers-Ramachandran, "Synaesthesia in phantom limbs induced with mirrors", *Proceedings of the Royal Society B – Biological Sciences*, v. 263, n.1369, abr. 1996, disponível em: royalsocietypublishing.org/doi/abs/10.1098/rspb.1996.0058; e o de Sae Young Kim e Yun Young Kim, "Mirror Therapy for Phantom Limb Pain", *The Korean Journal of Pain*, 25(4), out. 2012, disponível em: www.ncbi.nlm.nih.gov/pmc/articles/PMC3468806/. Há também um artigo interessante publicado na revista *Piauí* de março de 2010, assinado pelo cirurgião norte-americano Atul Gawande, com o título "A coceira", no qual descreve a saga de uma paciente que sofreu com uma coceira na nuca 24 horas por dia, durante anos, por conta de um tecido lesionado naquela área (disponível em: piaui.folha.uol.com.br/materia/a-coceira/). Acesso em: 09 agosto 2019.

No Departamento de Anatomia da Unicamp, há alguns anos um professor elaborou a seguinte pergunta para uma prova escrita: "Por que o movimento da chave de fenda, ao se apertar um parafuso, é da direita para a esquerda?". Na verdade, há tanto parafusos com roscas que são apertadas em sentido horário quanto com roscas que vão em sentido anti-horário, embora os primeiros sejam muito mais frequentes. Isso porque se acredita que um destro consegue exercer mais força ao girar uma chave em sentido horário (supinação). Porém, em alguns casos, as roscas costumam ser invertidas, como nos retrovisores de motocicletas ou pedais de bicicleta, que geralmente são apertados de um lado à direita e de outro à esquerda, para manter as peças equilibradas.

Os automóveis com o volante no lado direito, como ocorre principalmente no Reino Unido, de onde a tradição saiu para alcançar outros países, como Japão e Austrália, devem essa configuração aos cavaleiros medievais. Uma vez que eles portavam armas como espadas e longas lanças, que eram, em geral, empunhadas na mão direita e, por isso, guardadas em bainhas do lado esquerdo, era mais seguro, nas estradas feudais, andar à direita, para assim evitar um ataque involuntário de uma espada carregada por algum cavaleiro que passasse apressado em seu cavalo. Essa configuração sobreviveu ao tempo e acabou predominando nas ruas da Inglaterra, o que requereu que os carros tivessem seus volantes instalados à direita.

Nos Estados Unidos e na França, os primeiros modelos de carroças, usadas para transportar os produtos das fazendas, eram puxados por vários cavalos divididos em duas fileiras e, como não havia banco para o condutor, este ia montado no último animal da fileira esquerda, para que pudesse usar a mão direita para açoitar o restante da frota que puxava a carroça. Daí surgiu a convenção de trânsito com a mão à direita, o que demandava volantes do lado esquerdo dos automóveis. Como os primeiros carros que vieram para o Brasil e o restante da América do Sul eram norte-americanos, acabamos seguindo o mesmo padrão. E, quando nos aventuramos a dirigir automóveis com o volante à direita, muitas vezes, ao trocarmos a marcha, corremos o risco de abrir a porta do carro (caso não esteja travada), por conta da intuição que temos de usar a mão direita na alavanca do câmbio – é... assim como o espelho, nossa anatomia pode nos pregar peças!

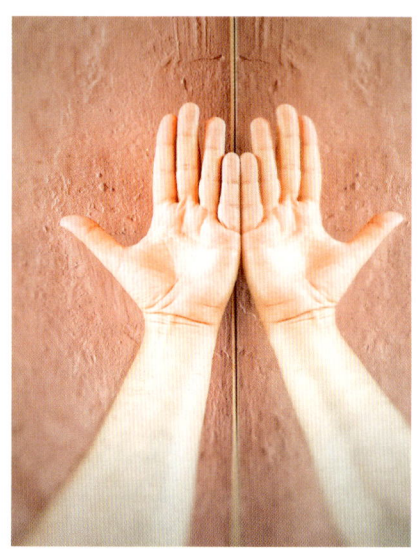

18. Mão esquerda refletida, como quando a mão direita toca a esquerda.

Anatomia e arte

Seja pela expressão facial de *La Gioconda* (ou *Mona Lisa*) ou pelos músculos salientes do Incrível Hulk, é notório o vínculo que há entre o estudo da anatomia e as formas de arte plástica que se dedicam a reproduzir ou a criar figuras humanas, seja o desenho, a pintura ou a escultura. Para retratar de forma realista o corpo humano, lhe garantindo leveza, naturalidade e movimento, é preciso conhecer bem não apenas as formas humanas, como se mostram externamente, ou mesmo sua composição muscular, mas também a estrutura óssea e o movimento das juntas, os ligamentos, a posição dos órgãos, as áreas de acúmulo de gordura e sua consistência, entre outros tantos detalhes anatômicos.

Podemos avaliar essa relação entre arte e anatomia de forma expressiva no Renascimento italiano, em especial em Florença, quando o estudo de cadáveres entrou de fato em voga não apenas entre os pioneiros da medicina moderna, mas também entre os grandes artistas da época. Florença era um centro de intenso comércio desde o século XII, e sua riqueza aumentou vertiginosamente nos séculos seguintes. E as elites nobres e burguesas florentinas demandavam obras de arte para adornar seus palácios e passavam a patrocinar as artes e os artistas. Por isso, uma das primeiras escolas modernas de arte foi a Academia de Belas Artes de Florença, fundada em 1563 por Vasari, sob a proteção de Cosimo I de' Medici. O bisavô deste, Lorenzo de' Medici, conhecido como Lorenzo, *il Magnifico*, havia sido um grande estadista italiano e um banqueiro dos mais bem-sucedidos, um dos homens mais ricos da Europa naquele momento, e já era ele mesmo um patrono das artes. Os Medici se tornaram, assim, a maior família de mecenas da época, e a cidade que habitavam, Florença, o centro da arquitetura, da escultura e da pintura.

Para que isso pudesse acontecer, Cosimo havia reunido na academia grandes nomes das artes, como Michelangelo (que foi um de seus diretores), Donati, Sangallo, Bronzino, Cellini, entre outros. Aqueles que passaram pela academia, bem como seus pupilos, criaram durante o século XVI obras-primas que se estabeleceram como modelos para as gerações seguintes. É o caso do *Davi*, escultura em mármore feita por Michelangelo, a qual, além de revelar o conhecimento anatômico que detinha o artista, também inovava pela postura da figura. Diferentemente dos Davis produzidos até então, mesmo os da Renascença, como os de Donatello e Verrocchio, que traziam uma pose de empáfia e um olhar vigoroso, próprios de um herói que acabara de derrotar Golias, o de Michelangelo tem um olhar tenso e uma postura de quem está pronto para o combate. A estátua tinha ainda um sentido político, simbolizando a luta por liberdades civis e independência de Florença – por isso foi instalada à entrada do Palazzo Vecchio, na Piazza della Signoria, com a face voltada no sentido de Roma, o Golias de Florença. Mais tarde, em 1873, a obra foi retirada da praça e levada para a Galeria da Academia de Florença, onde permanece até hoje.

Anatomia e arte | **45**

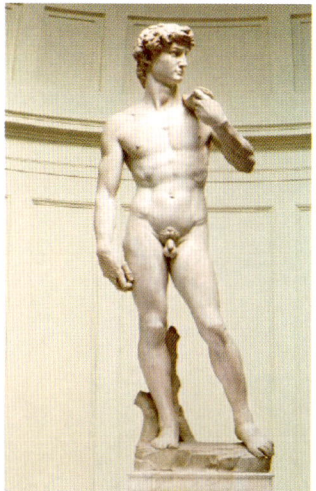

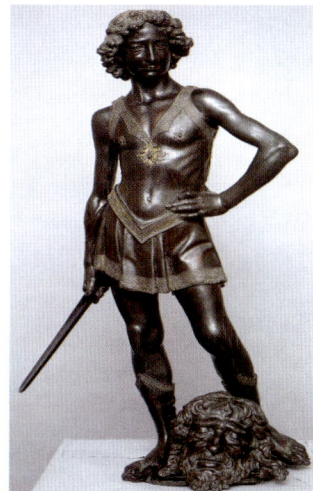

19. *Davi*, 1501-04, mármore de Michelangelo 1501-04, 550 cm altura. Florença, Galleria dell'Academia.

20. *The Young David*, 1473-75, bronze de Andreas del Verrocchio, 125 cm altura. Florença, Museu Nazionale del Bargello.

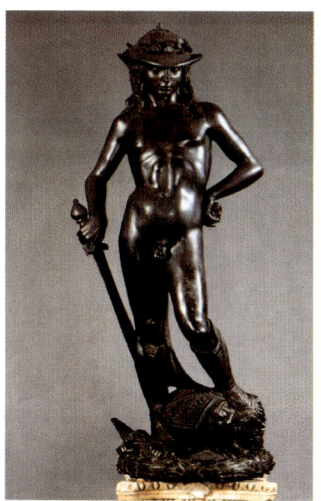

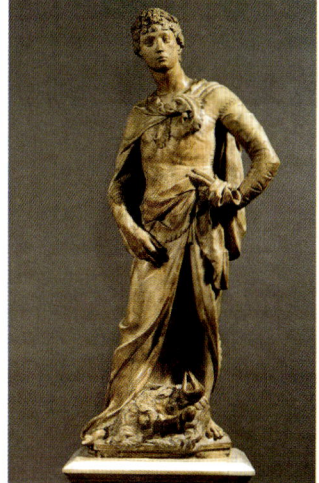

21. *David*, 1430, bronze de Donatello, 158 cm altura. Florença, Museu Nazionale del Bargello.

22. *David*, 1409, mármore de Donatello, 191 cm altura. Florença, Museu Nazionale del Bargello.

Não apenas Michelangelo, mas grande parte dos artistas renascentistas só puderam reproduzir tão bem as formas humanas graças ao verdadeiro estudo da anatomia, ou seja, dissecando cadáveres. Cosimo de' Medici havia introduzido médicos na Academia de Belas Artes para ensinar anatomia aos artistas. A moral cristã ainda fazia com que a sociedade, em geral, visse com maus olhos a prática da dissecação de cadáveres, o que era consentido apenas quando se tratava de corpos de indigentes, mas graças à santa ajuda de alguns párocos mais progressistas, estudiosos e artistas puderam se reunir à noite nas igrejas, à luz de velas, para examinar em profundidade os "despojos mortais" recém-enterrados nos cemitérios, que em regra se localizavam ao lado ou nos fundos dos templos. Só assim os artistas puderam dominar os elementos que produzem a forma humana e a anatomia pôde avançar para fundamentar os conhecimentos médicos modernos.

Leonardo da Vinci respondeu a um processo por ter dissecado, por engano, um jovem de família nobre, acreditando que este se tratava de um indigente, e só conseguiu se livrar de uma punição severa (talvez a morte) por gozar, já àquela altura, de grande renome. Tamanha era a dedicação do mestre ao estudo da anatomia que ele deixou um vultoso legado para essa ciência na forma de inúmeros desenhos. Exemplos que podemos citar são o da ilustração de um feto no interior do útero e o do coito – este último traçado transversalmente, de modo a mostrar o pênis dentro da vagina –, amostras únicas de seu grau de conhecimento sobre a constituição do corpo humano. Hoje, a maioria de seus desenhos anatômicos se encontra na Inglaterra: adquiridos pelo rei Charles II, e que integram a Coleção Real daquele país.

São muitas as obras que evidenciam o esplêndido conhecimento de anatomia dos artistas do Renascimento italiano. A escultura Pietà, de Michelangelo, por exemplo, que se encontra na Basílica de São Pedro, em Roma expressa tamanha exatidão anatômica que levou Giorgio Vasari, outro mestre renascentista, a dizer, ao ver a peça pela primeira vez: "Michelangelo transformou pedra em carne humana".

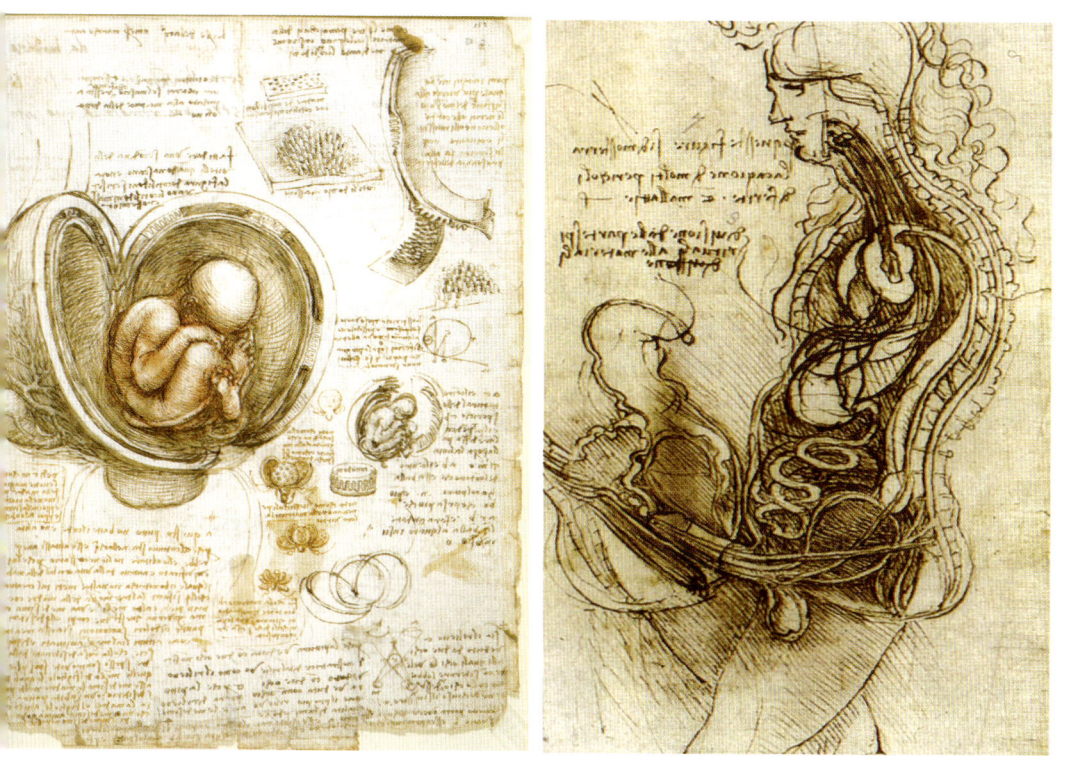

23 e **24.** Desenhos anatômicos Leonardo da Vinci: *Coito entre Homem e Mulher*, à esquerda; *Feto no Interior do Útero*, à direita.

Em 1990 médico e pesquisador norte-americano, Frank Lynn Meshberger,[5] publica um artigo científico no *Journal of the American Medical Association* apresentando uma interpretação, baseada na neuroanatomia, para a obra de Michelangelo, *A criação de Adão*. Meshberger argumenta de forma convincente que essa cena (a mais difundida da capela) possuía outra faceta que ainda não havia sido reconhecida. Para isso comparava a imagem – em que o Criador está dentro de um amanto esvoaçante cercado de querubins – com várias figuras anatômicas, apresentado esquemas do corte sagital do crânio (e o cérebro nele contido) e a semelhença impressionante entre a representação pictórica e as peças anatômicas.

"O *sulcus cinguli* (fenda que separa os lobos pariental e temporal) do cérebro corresponde ao contorno que se inicia no quadril

---

5. Frank Lynn Meshberger, "An Interpretation of Michelangelo's *Creation of Adam* Based on Neuroanatomy". *Journal of the American Medical Association (JAMA)*, 10 out. 1990, v. 264, n. 14, p. 1837-1841.

do anjo em frente ao Criador e continua ao longo dos ombros de Deus. A echarpe verde pendente corresponde à artéria vertebral em seu curso ascendente, curvando-se em torno do processo articular e fazendo contato com a superfície inferior da ponte cerebral, representadas pelas costas do anjo que se estende lateralmente abaixo da figura do Criador. O quadril e a perna esquerda do anjo correspondem ao cordão espinhal. A haste e a hipófise são representadas pela perna e pelo pé do anjo na base da figura", discorria o artigo.

Veremos agora como essa ciência que estuda o homem em seus aspectos mais comuns, naturais e universais se desenvolveu ao longo do tempo. Meshberger chamava a tenção ainda para um detalhe sutil: ... os pés de Deus e de Adão possuem cinco dedos; no entanto, o do anjo, que representa a haste e a hipófise, possui um pé bífido (bipartido). A perna direita desse mesmo anjo está flexionada no quadril e no joelho. A coxa representa o nervo óptico transeccionado; e a perna, o aparelho óptico. Meshberger concluía o estudo afirmando que a intenção de Michelangelo devia ter sido a de representar Deus fornecendo a Adão o intelecto. Em 2003, o médico e cirurgião Dr. Gilson Barreto junto com o químico Dr. Marcelo Ganzarolli de Oliveira criam um estudo aprofundado das obas de Michelangelo em relação a anatomia. Desse estudo nasce o livro *A Arte Secreta de Michelangelo*, *best-seller* com mais de 70 mil cópias vendidas.

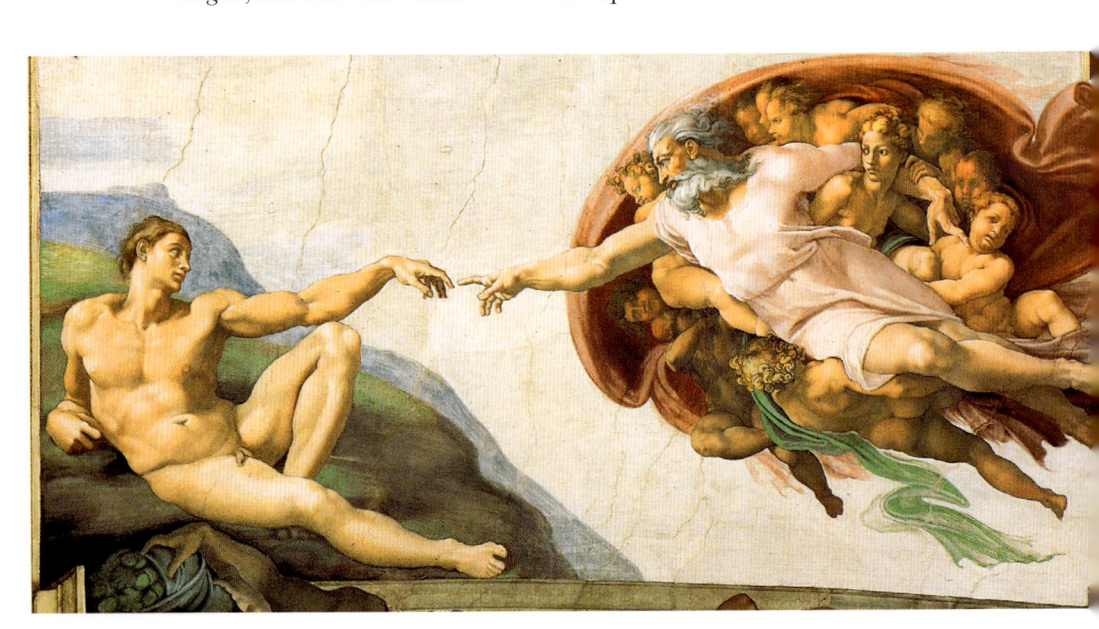

Anatomia e arte | 49

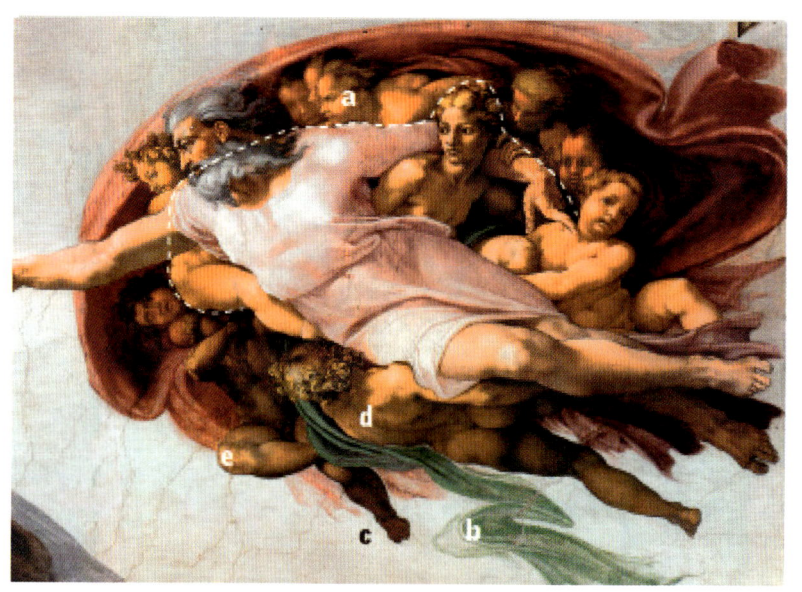

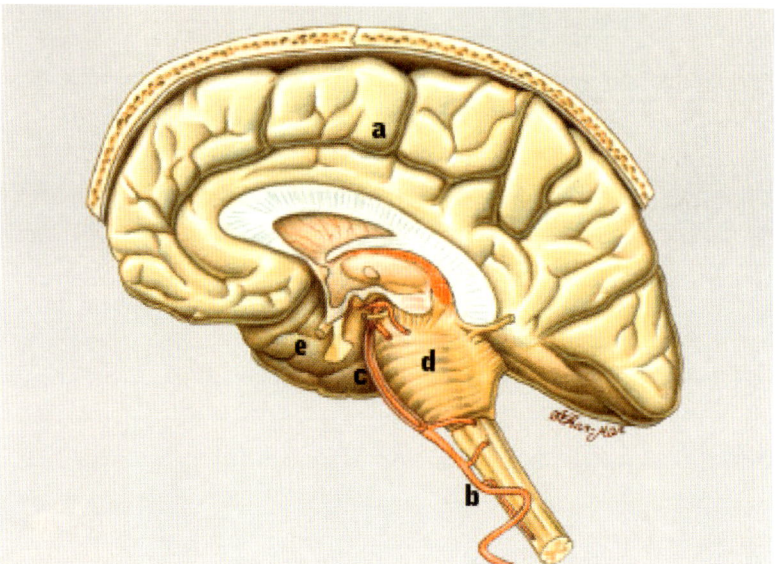

25. *A criação de Adão*, 1511, afresco de Michelangelo, 280 cm x 570 cm. Vaticano, Capella Sistina.

26. O Criador está dentro de um corte sagital do crânio. Podem der observados a calota craniana com as três camadas – osso compacto interno, externo e díploe (a), o lobo temporal (b), a hipófise (c) e o tronco cerebral (d).

Avançando um século, em 1632 na Holanda, encontraremos um quadro magnífico: *A lição de anatomia do doutor Tulp*, pintado por Rembrandt. Muito mais que um quadro, este é um verdadeiro retrato das aulas de anatomia, que ganhavam forte impulso e projetavam esta como a ciência do momento – um movimento que teve seu início com a impressão do primeiro tratado moderno de anatomia, escrito por Vesalius em 1543.

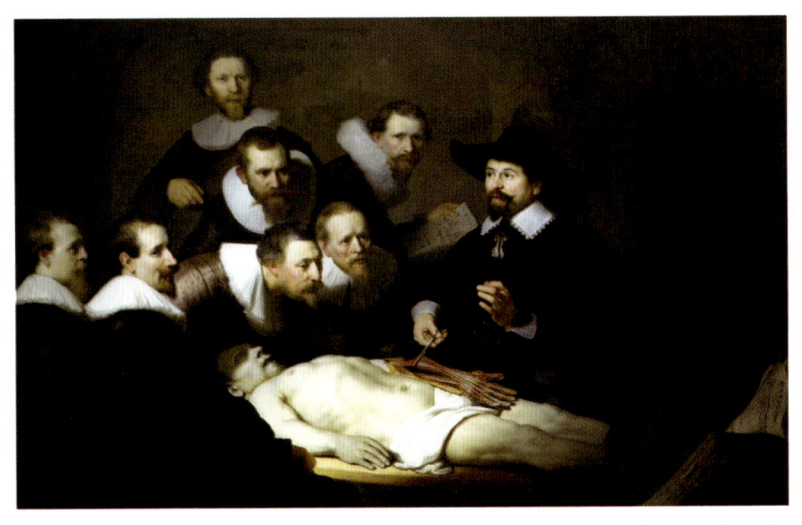

27. *A lição de anatomia do doutor Nicolaes Tulp*, 1632, óleo sobre tela de Rembrandt, 169,5 cm × 216,5 cm. Paises Baixos, Mauritshuis, A Haia.

O quadro apresenta uma cena clássica da época, com os alunos de medicina ao redor de um cadáver sendo dissecado pelo mestre, que lhes mostra as estruturas anatômicas. Os anfiteatros para dissecação de cadáveres eram comuns nas faculdades de medicina de então e hoje podem ser visitados, sendo apenas uma lembrança daquele período. Um bom exemplo é o anfiteatro da cidade de Bolonha, na Itália, onde turistas podem apreciar o recinto que recebia cadáveres e estudantes por eles interessados.

Na época atual há livros e manuais que nos ensinam a desenhar a forma humana a partir de imagens bidimensionais do corpo humano, o que causa certas discrepâncias e inverosimilhanças por vezes curiosas. Por exemplo, se traçarmos uma forma oval em uma folha de papel em branco, simulando o contorno do rosto de uma pessoa, e, em seguida, pedirmos para alguém completar os olhos nessa face vazia, muito provavelmente ele desenhará os olhos na porção superior da forma oval, pois são poucos os que sabem que os olhos ficam exatamente na linha média transversal do rosto. A questão é que é muito diferente observar uma imagem bidimensional em um livro e examinar a fundo a constituição anatômica, e só com o conhecimento das estruturas mais internas do corpo, a justaposição de camadas de órgãos, ossos, músculos, gordura etc., suas junções e ligamentos, suas características voláteis, enfim, seus maiores detalhes, é que artistas se tornam aptos a traçar a forma humana em poses naturais, de forma realista, em qualquer ângulo que quiserem. E, assim, como ocorreu com os cursos de ciências médicas e biológicas, hoje as formações em arte se valem de modelagens em 3D das formas e estruturas da anatomia humana, para tentar garantir alguma versatilidade aos estudantes.

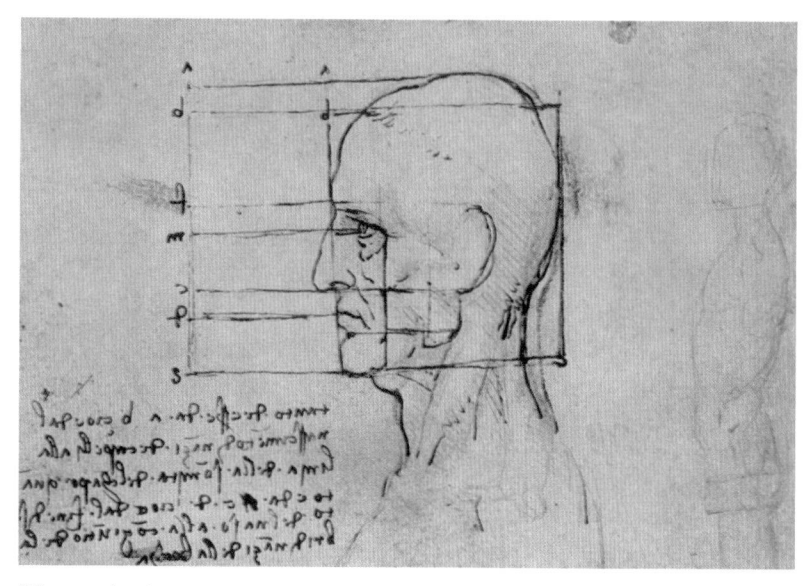

28. Desenho de Leonardo da Vinci que mostra as linhas de proporção do rosto humano em uma vista lateral.

Mas é claro que a arte não é uma ciência exata ou biológica, e por isso mesmo ela tem a capacidade de inspirar interpretações livres. Um quadro ou uma escultura podem ser analisados por diferentes vieses: técnico (como a obra foi realizada), estético (se é bela, repulsiva, harmônica, chocante etc.), temático (tradicional, popular, mitológica, religiosa, política, cotidiana), e, claro, pelo viés pessoal, ou seja, de acordo com o que ela representa para um indivíduo em particular, ou com quais sensações desperta nele. Seguindo nessa linha, nada nos impede de elaborar uma análise de uma obra a partir de um ponto vista anatômico. É o que nos proporemos a fazer com a escultura

René Magritte (1898-1967) é o grande nome do surrealismo belga. Estudou na Academia Real de Belas Artes de Bruxelas e produziu muitas imagens insólitas, nas quais os objetos retratados recebiam tratamento rigorosamente realista, mas que, dispostos em conjunto, produziam uma atmosfera irreal. Um de seus temas recorrentes é o de uma figura humana sentada, usando capa, chapéu e uma bengala, mas com uma gaiola de passarinhos no lugar do torso. Trata-se da obra *O terapeuta*, trabalhada pelo artista tanto em pinturas como em uma escultura.

Em nossa interpretação livre, podemos fazer uma analogia da gaiola com a caixa torácica. Assim como a cavidade torácica, uma gaiola é uma estrutura oca, e sua estrutura em madeira ou arames arqueados poderia corresponder às costelas. Também é possível notar como a curvatura superior da gaiola se adapta, na escultura, ao formato dos ombros, dando um caimento perfeito à capa que os recobre. Na estrutura temos ainda a presença de dois pássaros, um na porta aberta da gaiola e outro dentro dela, que podem significar o ar e o som que entram e saem dos pulmões durante os movimentos respiratórios.

Será que fomos longe demais em nossa interpretação? Ou será que ela atesta que a arte estimula a anatomia, e vice-versa? De qualquer forma, é apenas nossa interpretação pessoal. Mas as expressões e posturas renascentistas e os músculos dos super-heróis dos quadrinhos não deixam dúvida sobre como esses artistas conhecem a fundo as estruturas e camadas que formam o corpo humano.

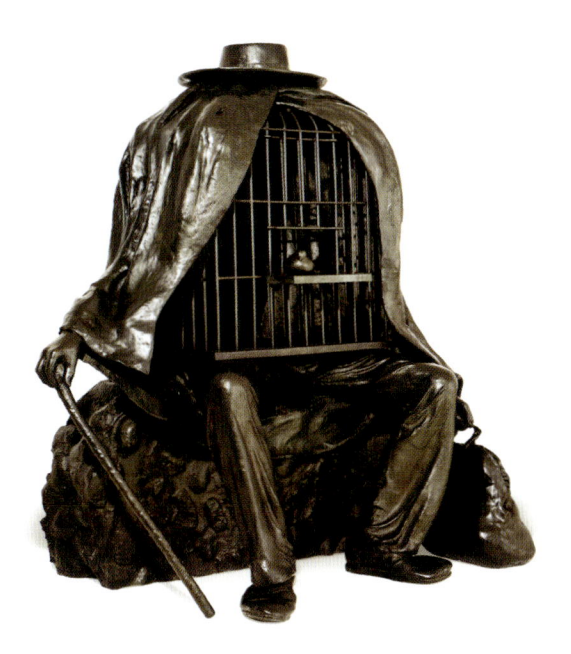

29. *O Terapeuta,* 1967, bronze de René Magritte, 152,4 cm x 133,4 cm x 0,851 m. Washington, D.C, acervo Museu Hirshhom e Jardim das Esculturas.

Nota anatômica

A respiração e a matemática possuem alguma relação? A resposta é "Sim"! E, para entender como, temos de lembrar a fórmula que nos dá a área de um círculo, ou seja, π multiplicado pela medida do raio elevado ao quadrado. Sendo o raio um fator exponencial na fórmula, um círculo de raio duas vezes maior terá uma área quatro vezes maior. Considerando o tórax um círculo, uma pequena variação de diâmetro promoverá uma grande variação volumétrica, criando assim as diferenças pressóricas necessárias para que ocorram a inspiração e a expiração.

A ação dos músculos intercostais, sobre as costelas e o diafragma, será responsável pela variação do diâmetro torácico. Tudo controlado pelo centro nervoso da medula espinhal, através de um impulso periódico a cada cinco segundos.

As costelas se articulam com as vértebras torácicas em dois pontos, pela articulação costo-tranversal e pela cabeça da costela. Isso possibilita três movimentos: como alça de balde, braço de bomba e lateralização. Podemos simular esses movimentos com os braços: basta pôr os braços para a frente, levemente flexionados, com os cotovelos próximos ao tronco e com as mãos na altura do umbigo. Durante a inspiração, os cotovelos se afastam do corpo (alça de balde), as mãos sobem até o nível do tórax (braço de bomba), e um discreto distanciamento das mãos representa o movimento de lateralização das costelas. Agora, elevando ao quadrado a diferença do raio desse suposto círculo, temos uma grande área, com uma variação de pressão e um grande volume de ar a ser inspirado.

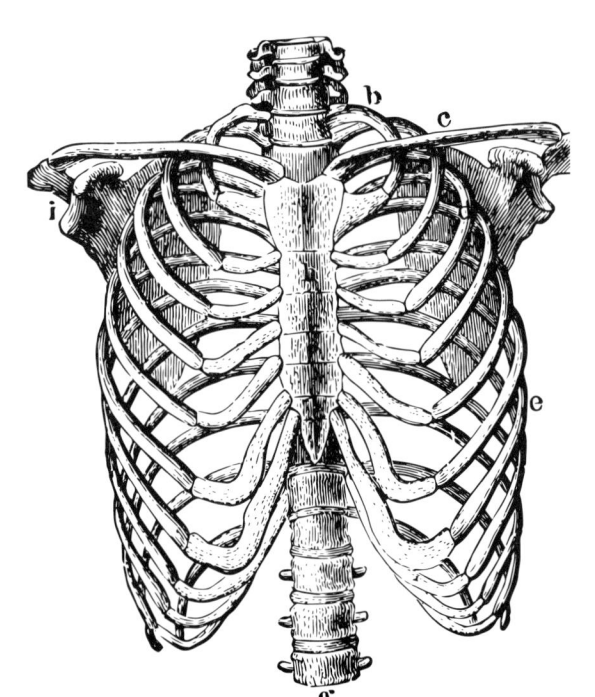

30. Caixa torácica: visão oblíqua expondo a estrutura óssea do tórax com as vértebras no dorso, osso esterno anteriormente e as costelas nas laterais.

Anatomia e arquitetura

A relação entre anatomia e arquitetura é tão antiga quanto esses dois campos do conhecimento. Na verdade, a única obra sobre arquitetura da Antiguidade que sobreviveu até nossos tempos apresenta como medida de todas as coisas ninguém menos que o ser humano. Trata-se da obra *De architectura*, organizada em dez volumes assinados pelo romano Marcus Vitruvius Pollio, ou Marcos Vitrúvio Polião, em sua forma aportuguesada, que viveu entre cerca de 80 ou 70 a.C. e cerca de 15 d.C. Porém, para se compreender o porquê da extensão dessa obra, é preciso esclarecer antes o que os romanos entendiam por arquitetura.

A palavra "arquitetura" foi incorporada pelos romanos a partir do termo grego "*arkhitektôn*", que quer dizer literalmente "mestre construtor". Isso porque, para gregos e romanos da Antiguidade, a arquitetura abrangia tudo o que se relacionava a botar às mãos na massa para construir algo. Na atualidade, ela incorporaria vários campos modernos que estão próximos dela – como a engenharia civil, mecânica, hidráulica, de materiais, militar etc., além do paisagismo e do planejamento urbano – até outros hoje não tão próximos assim, como o projeto e a supervisão de construções civis, de grandes obras públicas (como estradas, pontes e aquedutos) e mesmo de máquinas e armas.

Pouco se sabe sobre a vida de Vitrúvio, e a maior parte das informações de que dispomos hoje sobre ele vem do que registrou em sua grande obra, embora não seja possível sequer afirmar se ele redigiu sozinho os dez volumes que a constituem, se teve a colaboração de colegas ou mesmo se apenas "coordenou" os trabalhos. Ele também foi mencionado por Plínio, o Velho, em sua *História natural*, como um expoente na criação de mosaicos, e também por Frontino, em sua obra *De aquaeductu*, em que afirma que Vitrúvio foi o responsável pela padronização do tamanho dos dutos usados para abastecer com água canalizada as cidades romanas.

No entanto, o trabalho cotidiano de Vitrúvio parece não ter envolvido tanto a construção de prédios. Ele deve ter se dedicado mais às atividades de engenharia militar, pois foi um especialista na produção de balistas e escorpiões, dois tipos de armas usados pelos exércitos romanos em sua estratégia de cerco a cidades para consequente conquista, tendo servido no Norte da África, na Hispânia e na Gália, entre outras localidades. O único edifício que se sabe que Vitrúvio construiu foi aquele que ele mesmo menciona em sua obra: a basílica de Fano, da qual não sobrou nenhum vestígio, e o fato de não haver um registro exato da data de sua morte pode demonstrar que ele não gozou de grande reputação em seu tempo. Mas a obra que escreveu e sobreviveu aos séculos foi suficiente para que ele despontasse como uma das maiores influências do Renascimento.

Para Vitrúvio, a arquitetura deveria emular a natureza. Da mesma forma que abelhas constroem colmeias, e pássaros, ninhos, os homens deveriam usar materiais naturais para criar suas habitações, que lhes protegeriam das forças naturais e de predadores. Daí decorre a síntese de Vetrúvio para qualquer construção, que deve expressar *"firmitas utilitas venustas"*, ou seja, estabilidade, utilidade e beleza. Talvez por isso *De architectura* não seja uma obra que trouxe grandes inovações ao pensamento arquitetônico. Dedicada ao imperador Augusto, ela é antes um compêndio, um registro de várias técnicas, materiais e ferramentas de construção, explicadas de forma profunda e, por vezes, filosófica, que tinha como objetivo orientar o soberano sobre as formas e qualidades das construções. Muito provavelmente Vitrúvio se valeu de sua experiência militar para descrever formas de construção diferentes daquelas praticadas em Roma.

Vitruvio sabia que o conhecimento anatômico e de medicina eram essenciais para a realização de projetos arquitetônicos. Além da importância da anatomia, a própria medicina e conceitos de saúde pública e privada eram fundamentais para as construções de casas, fortes e muralhas. Mas no Capítulo 1 do livro III de sua obra, ele nos explica logo no primeiro parágrafo a relação fundamental entre arquitetura e anatomia:

O desenho de um templo depende da simetria, cujos princípios devem ser cuidadosamente observados pelo arquiteto. Eles são devidos à proporção [...]. Proporção é uma correspondência entre as medidas dos membros de uma obra inteira, e do todo para uma determinada parte selecionada como padrão. Disso resultam os princípios da simetria. Sem simetria e proporção não pode haver princípios no projeto de templo algum; isto é, se não há relação precisa entre seus membros, como no caso dos de um homem bem constituído.

O homem era a maior referência de simetria e proporção, a "máquina perfeita" que deveria servir de ponto de partida para qualquer construção humana, máquina, ferramenta ou edifício:

Pois o corpo humano é projetado de tal maneira pela natureza que o rosto, do queixo ao topo da testa e as raízes mais baixas do cabelo, é a décima parte de toda a altura; a mão aberta, do pulso até a ponta do dedo médio, é exatamente a mesma medida; a cabeça, do queixo até a coroa, é um oitavo, e com o pescoço e o ombro, do topo do peito até as raízes mais baixas do cabelo, é um sexto; do meio do peito até o cume da coroa é um quarto. Se tomarmos a altura da face em si, a distância da parte inferior do queixo até o lado de baixo das narinas é um terço dela; o nariz, do lado de baixo das narinas até a linha entre as sobrancelhas, é a mesma medida; daí até as raízes mais baixas do cabelo, também um terço, que compreende a testa. O comprimento do pé é um sexto da altura do corpo; do antebraço, um quarto; e a largura do peito é também um quarto. Os outros membros também têm suas próprias proporções simétricas, e foi empregando-os que os famosos pintores e escultores da antiguidade alcançaram grande e infindável renome.

É dessa concepção, que se tornou universal, que emergiu o "homem vitruviano", imortalizado na Renascença pela ilustração de Leonardo da Vinci. E as proporções desse homem é que deveriam fundamentar as obras arquitetônicas:

Da mesma forma, nos membros de um templo deve haver a maior harmonia nas relações simétricas das diferentes partes com a magnitude geral do todo. [...] No corpo humano, o ponto central é naturalmente o umbigo. Pois, se um homem for posto deitado sobre as costas, com os braços e pernas estendidos, e um compasso centrado no umbigo, os dedos das mãos e dos pés tocarão a circunferência de um círculo descrito a partir dele. E assim como o corpo humano produz um contorno circular, também pode ser encontrada uma figura quadrada a partir dele. Pois, se medirmos a distância das solas dos pés até o topo da cabeça, e então aplicarmos essa medida nos braços estendidos, a largura será a mesma que a altura, como no caso das superfícies planas que são perfeitamente quadrados.
Portanto, uma vez que a natureza projetou o corpo humano de modo que seus membros sejam devidamente proporcionais ao quadro como um todo, parece que os antigos tinham boas razões para sua regra: de que em edifícios perfeitos os diferentes membros devem estar em relações simétricas exatas para com todo o esquema geral.[6]

---

6. Trechos extraídos de Vitrúvio, *The Ten Books on Architecture*. Londres: Cambridge University Press: 1914. Tradução livre dos autores.

É interessante que somente cerca de 1.500 anos mais tarde Leonardo da Vinci tenha redesenhado o famoso homem vitruviano, redescobrindo as proporções do corpo humano. Os críticos de arte, em geral, atestam que o desenho de Leonardo é mais preciso em relação aos fundamentos vitruvianos do o do próprio autor original. Mas isso é mero detalhe. Uma curiosidade matemática sobre o desenho é que as áreas do quadrado e do círculo são as mesmas, e que o umbigo identifica o centro do desenho.

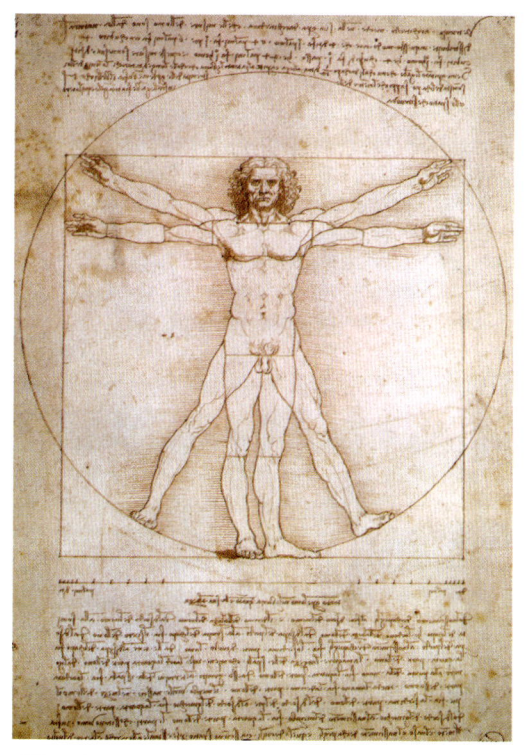

31. *O homem de Vitrúvio,* 1490 – Leonardo da Vinci.

Assim, desde a Antiguidade clássica, passando pela Idade Média e o Renascimento, e até mesmo nos dias de hoje, é possível notar nos projetos arquitetônicos de inúmeras igrejas a figura humana como fonte de inspiração. É o caso do projeto românico da famosa catedral de Santiago de Compostela, na Espanha, em que se observa, pelo formato da cruz, a alusão a cabeça, braços, torso e pés.

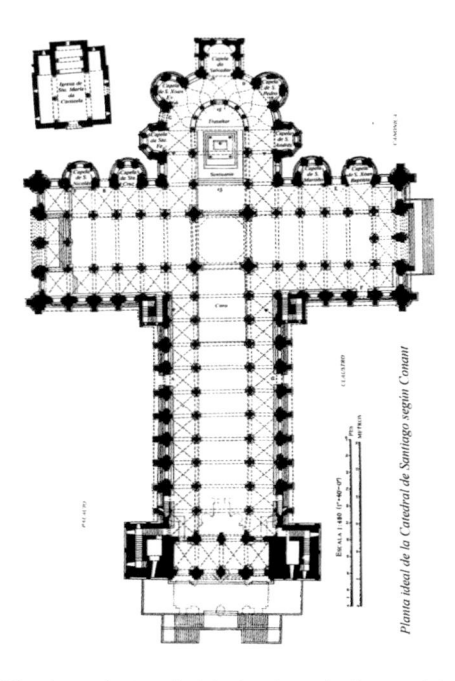

32. Planta da Catedral de Santiago de Compostela.

Avançando no tempo, em 1936 é publicado um livro do arquiteto alemão Ernst Neufert (1900-1986) intitulado *Architects*, que no Brasil foi lançado com o título *Arte de projetar em arquitetura*. Neufert tem uma história de vida curiosa, e talvez isso tenha guiado sua fixação por medir as coisas. Aos 17 anos, depois de ter trabalhado durante cinco anos como pedreiro, ele ingressou na Escola de Construção de Weimar, onde um de seus professores o recomendou a Walter Gropius, o fundador da Bauhaus, a primeira e das mais influentes escolas de design do mundo, da qual Neufert se tornou um dos primeiros alunos.

Em 1920, depois de concluir seus estudos na Bauhaus, ele viaja junto com o arquiteto Paul Linder para a Espanha, onde passou um bom tempo fazendo esboços das catedrais góticas medievais. Em

Barcelona ele conhece o grande arquiteto Antoni Gaudí, cuja obra lhe causa uma forte e impressão e da qual ele vira um grande defensor na Alemanha. De volta a seu país, Neufert teve uma rápida ascensão, chegando a projetar as casas de Georg Muche, Paul Klee e Wassily Kandinsky, além de ser o responsável por várias obras públicas e de grandes indústrias. Seu grande feito foi incorporar princípios de racionalidade industrial à construção de edifícios.

O livro de Neufert foi traduzido para 18 idiomas e consiste basicamente em medidas. Nele encontramos medidas de praticamente tudo. Por exemplo, se você pretende construir um estábulo, precisa saber a altura e a largura de um cavalo e também a medida do cavalo montado, do cavalo com a sela e assim por diante. Para se construir a porta de um teatro, é preciso prever a lotação, a demanda por tempo e a largura de duas, três, quatro ou tantas pessoas quanto forem necessárias, de lado a lado. Para uma maternidade, é preciso usar as medidas possíveis de uma mulher grávida para se projetar a sala de espera. Todas as repostas, inclusive as que você nem imaginou, estão no livro de Neufert, que é complementado por milhares de ilustrações de tudo que se possa valer para construir. Foi dessa preocupação com as formas e medidas das construções de acordo com seu público que surgiu esta nova área da engenharia.

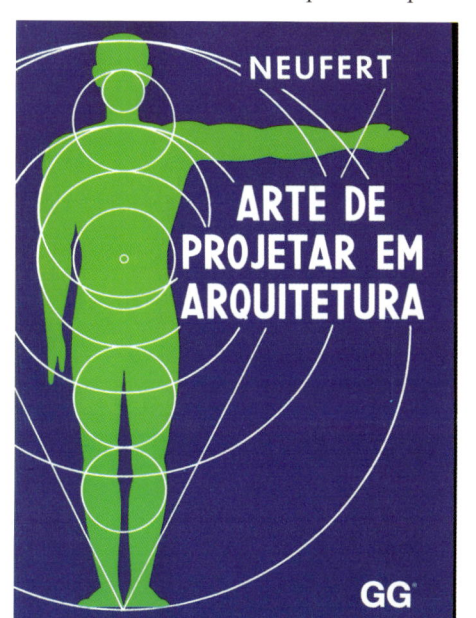

33. Capa do livro de Neufert, que, nas diversas línguas em que foi publicado, traz até hoje a ilustração original com as proporções do corpo humano.

No Brasil, um dos artistas ícone do movimento modernista é o famoso e irreverente Flávio de Carvalho, que ao longo da vida desempenhou as mais diversas atividades. Foi pintor, músico, escritor, arquiteto, engenheiro, filósofo, cenógrafo, entre tantas outras ocupações. Na arquitetura, como admirador do francês Le Corbusier, outro apaixonado pela forma humana, ele projeta e constrói em sua fazenda, a Capuava, em Valinhos, no interior de São Paulo, uma casa inusitada. Hoje a construção é considerada um dos marcos arquitetônicos do movimento modernista que sobreviveu ao tempo. Em seu interior há uma sala com um pé direito de quase dez metros de altura, uma lareira que projetava sombras por todo o recinto e uma cozinha com todas as paredes revestidas em aço inox – uma verdadeira ousadia para os anos 1940. Vista de cima, notamos que sua planta também emula uma figura humana.

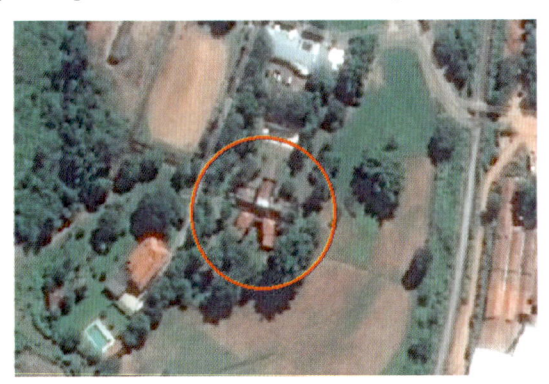

34. Imagem aérea da casa do artista Flávio de Carvalho em Valinhos, no interior do estado de São Paulo.

Na cidade de São Paulo, Flávio de Carvalho construiu a Vila Modernista na alameda Lorena, um conjunto de 17 casas, uma diferente da outra. Hoje restam apenas três e, dentre elas, somente uma preservada em sua totalidade. Quando fez o projeto, Flávio teve como preocupação central o bem-estar e a comodidade dos habitantes e, para divulgar as casas, elaborou um manual em que dava dicas simples, por exemplo, sobre como usar as cortinas, mas também revelava as relações entre anatomia e design de interiores de seus projetos:

Aconselha-se o uso de móveis que ocupem pouco espaço, pois são mais estéticos, confortáveis e higiênicos. Infelizmente os fabricantes de móveis (pseudomodernos) ainda não compreenderam o problema de espaço na vida atual. Uma tampa de armário de dez cm de espessura de um móvel pseudomoderno comum ocupa o volume de dois homens. Oitenta por cento da ideia de beleza reside na facilidade com a qual o homem se movimenta no ambiente. [...][7]

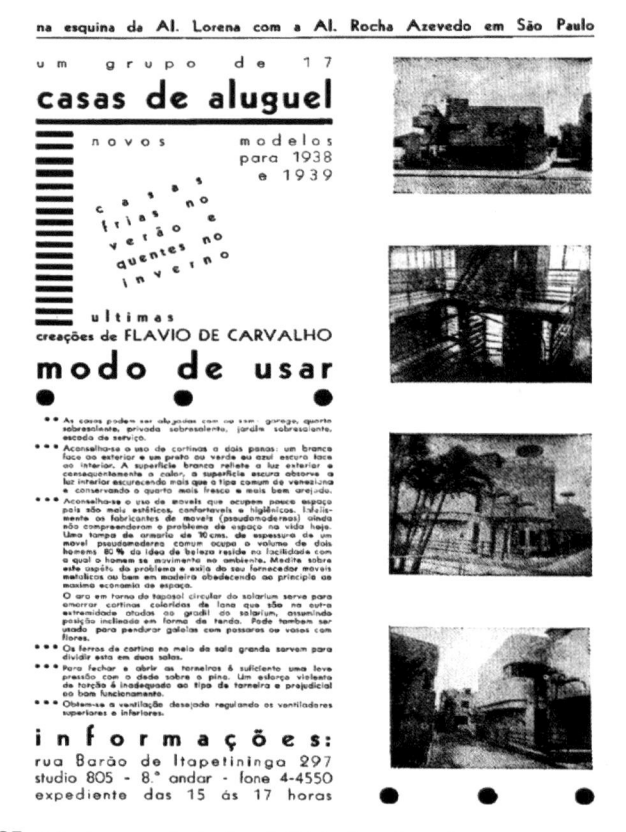

35. Folheto com orientações de Flávio Carvalho sobre como ocupar as casas da Vila Modernista.

---

7. Trechos extraídos do panfleto redigido por Flávio de Carvalho.

Nota anatômica

A sequência de Fibonacci é uma sucessão de números que foi descoberta no século XII pelo italiano Leonardo Fibonacci. Trata-se de uma sequência infinita que começa com 0 e 1. Os números seguintes são sempre a soma dos dois números anteriores: depois de 0 e 1, vêm 1, 2, 3, 5, 8, 13, 21, 34... Ao transformar esses números em quadrados é possível traçar uma espiral perfeita. Esta sequência está presente em muitos aspectos da natureza, como as folhas das árvores, conchas e caracóis, ondas do mar, flores, insetos e na anatomia humana. A sequência também é chamada "proporção áurea", usada desde da Antiguidade na arte, na arquitetura e no design. O valor da sequência de Fibonnaci é 1,618 e, esse valor se dá divisão do número com seu antecessor, a partir do número 3.

Sequência de Fibonacci e a Anatomia

Rosto
Dizem que, nas faces consideradas mais harmoniosas, a divisão da distância entre o centro da boca e o "terceiro olho" pela distância entre esse ponto e uma das pupilas bate no $1,61^8$

Corpo
O corpo de um ser humano dividido a altura pela distância entre o umbigo e a cabeça, o resultado será algo próximo a $1,61^8$

Mãos
Com exceção do dedo polegar, todos os outros dedos da mão têm as articulações relacionadas com a Sequência de Fibonacci.

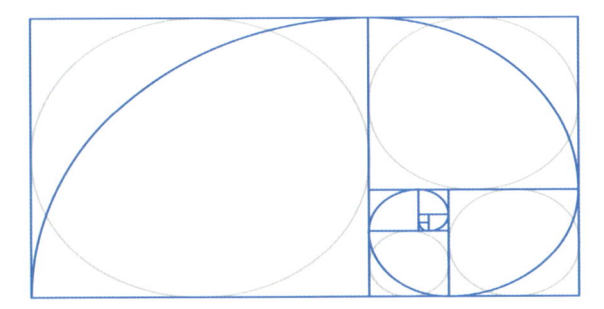

36. Sêquencia de Fibonacci aplicada em um retângulo.

Anatomia e arquitetura | 65

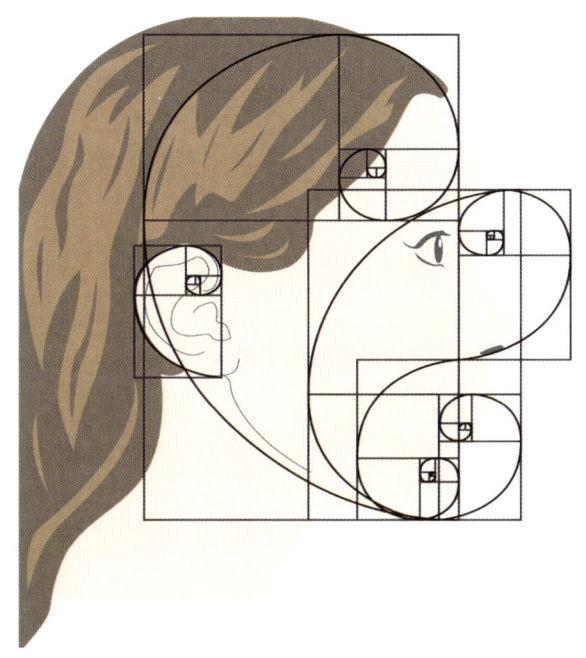

37. Rosto humano e as proporções de Fibonacci.

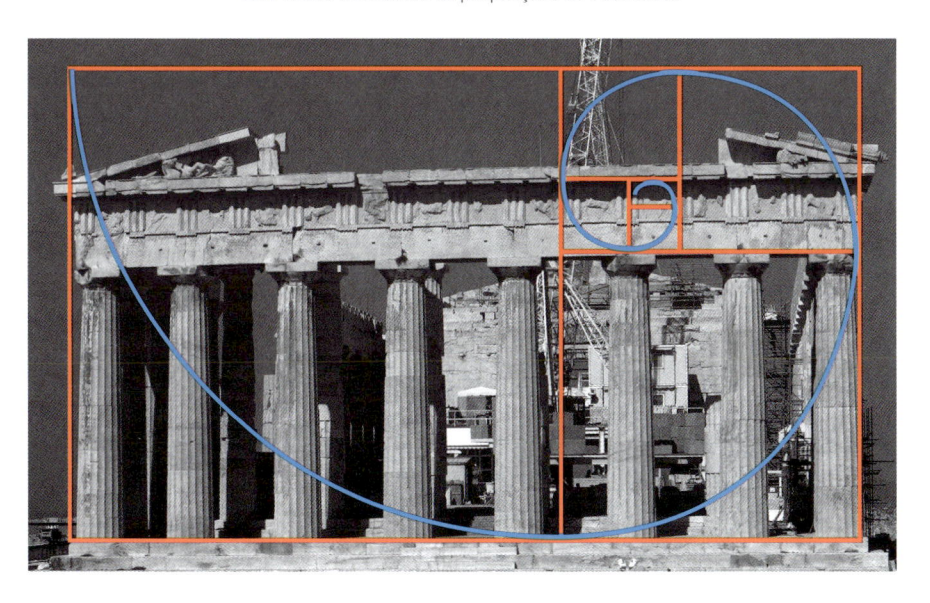

38. Sêquencia Fibonacci aplicada na arquitetura do Panteão, Italia.

Anatomia e design

Não se pode falar em design sem fazer alguma menção à primeira instituição voltada especialmente para essa área, e, provavelmente, a que mais encampou a importância da relação entre os objetos e a anatomia: a já mencionada Bauhaus. Sua importância é tamanha que ela continua a influenciar criações contemporâneas no que se refere a formas e à utilidade. Essa história começa no início do século passado, quando um jovem chamado Marcel Breuer andava de bicicleta.

Sentado sobre uma estrutura metálica com duas rodas, ele teve um *insight*. Por que não fazer cadeiras com tubos de aço? E assim criou a cadeira mais famosa da Bauhaus, cujo modelo, ou similares, de diferentes fabricantes são ainda encontrados no mercado. Conhecida como Cadeira Presidente, ela é feita apenas de tubos de aço e faixas de couro, expressando grande elegância e apelo visual.

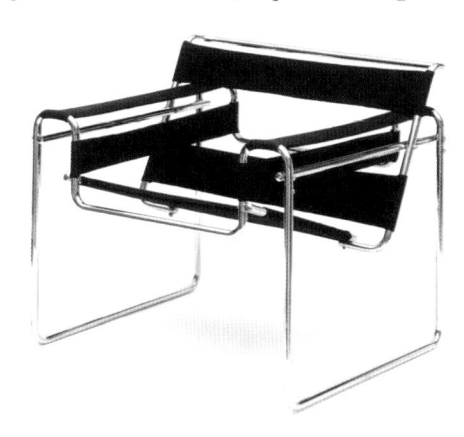

39. Cadeira Presidente da Bauhaus.

Na época era uma ousadia deixar aparente a estrutura do móvel, ainda mais em se tratando de tubos de ferro, e transparência e leveza não eram as características que resumiam os móveis produzidos até então. No entanto, o grande diferencial dessa cadeira é seu assento, que faz dela um móvel tão confortável para se sentar. Porém, como todo projeto, esse também possui um inconveniente.

Como se pode notar pela imagem, o assento da cadeira é reclinado para trás. Com isso, a adaptação das costas no encosto é perfeito. De fato, é como se deitássemos em uma cadeira convencional que está inclinada de modo que quem senta nela fica em uma posição como a de um astronauta sentado ao painel de controle de um foguete rumo à Lua (talvez de forma um pouco mais discreta). Assim, além de elegante e confortável, ela faz com que não queiramos mais nos levantar! E esse é seu ponto fraco.

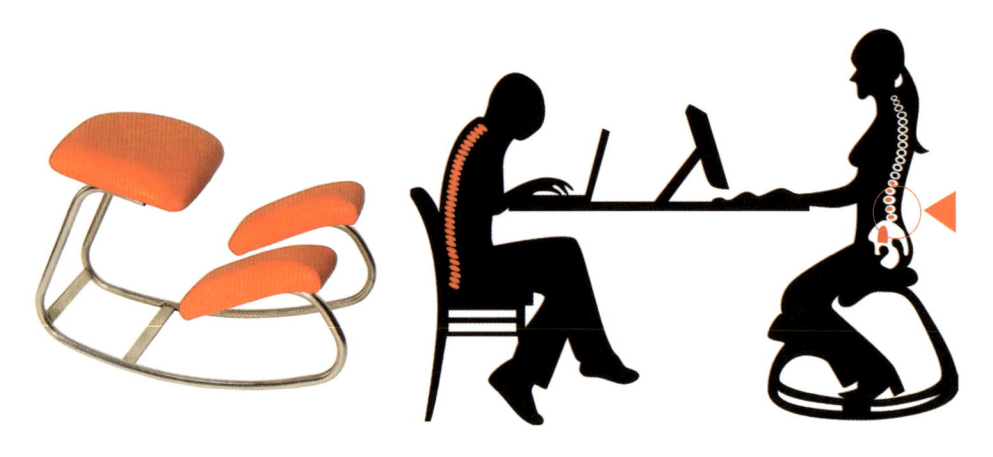

40. Cadeira Ergonômica.

41. Postura e posição da coluna vertebral ao se sentar em uma cadeira convencional e na Cadeira Ergonômica.

Como nesse modelo de cadeira o quadril fica em um plano inferior ao joelho, formando um ângulo de mais ou menos 20°, é requerido um esforço muito maior do quadríceps femoral para nos colocar mais uma vez de pé. Se a compararmos com uma cadeira convencional, que nos deixa com o quadril e os joelhos alinhados quando estamos sentados, o esforço requerido pela Cadeira Presidente da Bauhaus para que nos levantemos é bem maior. Para um jovem essa diferença é perceptível, embora não seja um grande empecilho; mas para um idoso, sair desse assento é praticamente impossível.

Mas, como o tempo serve para maturar ideias e acumular experiências, um modelo recente de cadeira, projetado por uma fábrica de Curitiba que se inspira em modelos e formas da Bauhaus, criou a Cadeira Ergonômica. Nesse modelo, a anatomia humana se encaixa na cadeira como se fosse uma roupa, oferecendo grande conforto e mobilidade à pessoa que a utiliza.

Quem bate os olhos nesse objeto talvez nem suspeite de que se trate de uma cadeira, mas basta se sentar para perceber como seu projeto possibilita uma posição cômoda, que respeita a anatomia humana e automaticamente determina a postura ideal para a coluna. Vamos analisar as diferenças anatômicas entre as posturas corporais da figura com as duas pessoas sentadas, respectivamente, em uma cadeira comum e no modelo ergonômico. Repare na posição dos membros inferiores, do quadril e principalmente do tronco. A partir da ilustração pode-se notar que a coluna da pessoa que está sentada na cadeira convencional possui uma inclinação única, não respeitando a linha das curvaturas naturais da espinha dorsal, ou raque. Pensando em nosso estilo de vida, que em geral nos obriga a passar várias horas do dia sentados, uma pessoa que passa tanto tempo nessa desenvolverá, no futuro, sérios problemas, tais como cifose, lordose ou escoliose, com dores crônicas, difíceis de serem superadas.

Quando analisamos a coluna da pessoa sentada na Cadeira Ergonômica, notamos o perfeito alinhamento da coluna, respeitando suas curvaturas naturais nas regiões cervical (próximo ao colo uterino da bexiga), torácica (na parte dorsal do tórax), lombar (área posterior do abdome, mais ou menos entre a 12ª costela e a crista ilíaca) e sacral (relativa ao osso sacro, que se localiza no centro da bacia, entre as hemipelves direita e esquerda, e cujo extremo inferior é o cóccix e o superior é onde se articula a última vértebra lombar). Uma vez que passamos tanto tempo sentados (durante as refeições, enquanto nos locomovemos de carro ou transporte público, quase sempre no trabalho, nas aulas, enquanto estudamos e mesmo quando descansamos e assistimos à TV, é importante respeitar e cuidar bem da coluna, pois é a única que teremos por toda a vida.

E esse é apenas um dos exemplos da importância do conhecimento da anatomia humana para designers. É a partir dele que o profissional dessa área poderá definir o tamanho de uma luminária, o formato do tampo de uma mesa, a altura de uma estante, o comprimento do cabo de uma panela, o peso da tampa da máquina de lavar, as formas de ajuste de uma tábua de passar, o formato dos botões de um liquidificador etc., claro, também levando em conta as características estéticas, econômicas e de usabilidade de cada produto. Assim, todo um universo de coisas continuará sendo remodelado em função da anatomia humana, e certamente a plasticidade da mente humana nunca encontrará termo.

Em setembro de 2013, o número 49 da revista *Educar*, de Curitiba, publicou um trabalho de revisão, feito por Marcus Levy Bencostta, professor da Universidade Federal do Paraná, sobre o mobiliário escolar. Em toda a revisão histórica, desde a primeira metade do século XX, pode-se notar a preocupação dos idealizadores das carteiras escolares não só com o aprendizado, mas também com a saúde das crianças e a postura que assumiriam ao se sentar. É claro que a preocupação com a ergonomia desse mobiliário não foi imediata, pois dependia de outras conquistas e definições científicas que foram se estabelecendo com o tempo. Mas é curioso, e triste, notar que, mesmo com a constatação e o consenso acerca da importância do critério ergonômico, ainda se encontrem salas de aula repletas de móveis "antianatômicos", nos quais crianças e jovens passam grandes quantidades de tempo sentados, tanto na rede pública quanto na rede privada de educação.

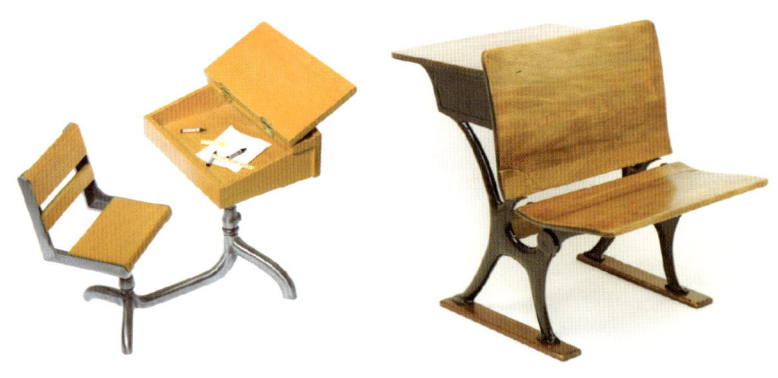

42. Carteira escolar antiga.
43. Carteira escolar ergonômica.

Mas nem só de cadeiras vivem o design ou a anatomia. E é sempre intrigante refletir sobre quais preocupações anatômicas norteiam, ou deveriam nortear, os projetos de todos os móveis e utensílios que nos rodeiam – mesas, sofás, panelas, consoles de videogames e *joysticks*, instrumentos musicais, bolsas, maçanetas, guarda-chuvas, talheres enfim, todos os objetos com os quais convivemos. O design e a anatomia formam um casal perfeito cuja relação é universal, ainda que extremamente dinâmica. Alguns designers se entusiasmam tanto com esse vínculo com a anatomia que, às vezes, até se valem da reprodução de formas do corpo humano em suas criações.

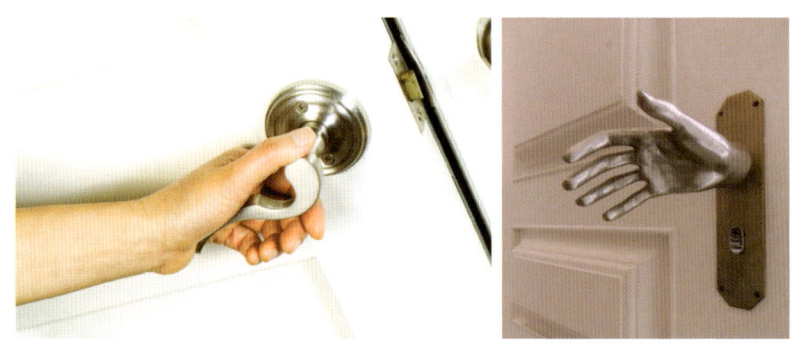

44. Maçaneta convencional: a plasticidade da mão se adéqua à forma.
45. Maçaneta inusitada, em forma de mão humana.

Nota anatômica

Ergonomia

Os projetos arquitetônicos devem ser desenvolvidos visando a ergonomia. O que é Ergonomia? Palavra de origem grega ergon = trabalho e nomos = (normas, regras, leis). A ideia de ergonomia é aplicada ao longo de milhares de ano, porém, o termo foi utilizado pela primeira vez em 1857, pelo cientista polonês Wojciech Jastrzębowski, que definiu como "ciência do trabalho que requer que entendamos a atividade humana em termos de esforço, pensamento, relacionamento e dedicação".

A Associação Internacional de Ergonomia (IEA) definiu que Ergonomia como: "disciplina científica relacionada ao entendimento das interações entre os seres humanos e outros elementos ou sistemas, e à aplicação de teorias, princípios, dados e métodos a projetos a fim de otimizar o bem-estar humano e o desempenho global do sistema". A Ergonomia é dividida em três núcleos: Ergonomia Física, Ergonomia Cognitiva e Ergonomia Organizacional. Neste livro vamos tratar da Ergonomia Física que está ligada diretamente com a anatomia humana que visa proporcionar conforto e bem-estar.

A ergonomia é aplicada, principalmente, no ambiente de trabalho, porém, também pode ser aplicada nos mais variados ambientes para uma boa adequação do ser humano: casa, trabalho, escola, meios de transportes etc. Alguns exemplos do emprego da ergonomia: posicionamento do computador em uma altura adequada para a visualização, o uso do teclado e mouse, minimizando problemas e evitando lesões físicas no pescoço ou possíveis tendinites nos braços; projetos de cadeiras anatômicas, para que não cause má postura e, com isso, dores na coluna; projetos de escadas que tenham degraus nas alturas adequadas dos movimentos das pernas, ou seja, projetando ambientes com a arquitetura, mobílias e objetos que estejam adaptados com as especificidades da anatomia humana e que proporcionem conforto, usabilidade, segurança e bem-estar.

Anatomia e a sexualidade

Sexualidade são, obviamente, coisas distintas – ainda que vinculadas uma à outra –, e fica bem mais fácil diferenciá-las quando temos o auxílio luxuoso da anatomia. Sob essa perspectiva, o sexo se restringe aos caracteres morfológicos que definem e classificam um ser vivo como macho ou fêmea, o que acaba definindo papéis claros e distintos para indivíduos de uma espécie, naquilo que se refere ao processo de reprodução, a partir dessas propriedades anatômicas.

Em nosso cérebro, temos uma intricada rede que se inicia no diencéfalo, ou cérebro primitivo, que se liga ao hipotálamo para identificar as diversas informações que chegam do ambiente externo. A partir daí, o hipotálamo – que é a região do cérebro cuja função principal é regular os processos metabólicos, ou seja, as transformações químicas que passam as substâncias em nosso organismo – produz fatores hormonais que agem na glândula pituitária (ou hipófise, no sistema nervoso), liberando então o FSH (hormônio folículo estimulante) e LH (hormônio luteinizante), que por sua vez atuam sobre as gônadas (as glândulas sexuais, ou seja, o ovário e os testículos).

Nos homens, O FSH vai desencadear o processo de produção de espermatozoides, enquanto o LH estimula a geração de testosterona, que define as características sexuais secundárias deles durante a puberdade: surgimento de pelos no corpo, aumento do tamanho do pênis, espessamento das cordas vocais etc. Já nas mulheres o FSH dá início ao amadurecimento das células foliculares, estimulando a secreção de estrógeno, enquanto o LH promove ainda mais a secreção desse último hormônio e também de progesterona, induzindo a ovulação e participando diretamente do ciclo menstrual, em que ocorre a formação do ovócito e a preparação do útero para uma possível gravidez, além da afirmação das características sexuais secundárias delas, também na puberdade: desenvolvimento da cintura pélvica (quadril), crescimento dos seios etc. Todas essas transformações externas, junto dos estímulos químicos internos, acabam interferindo diretamente no desejo e no despertar sexual.

    Esse processo parece ter um ímpeto de fluidez natural, mas ele é contrabalanceado – ou complementado – pelo sistema límbico, sem o qual provavelmente seriam recorrentes cenas de sexo explícito em público. Esse sistema é um conjunto de estruturas cerebrais localizado de ambos os lados do tálamo, imediatamente abaixo do lobo temporal medial, e é responsável por uma gama de funções que inclui emoções, comportamentos, motivação, memória de longa duração e olfato, entre outras. Assim, ele participa da seleção de estímulos e do reconhecimento de sinais de impulso sexual, mas também das associações, memórias, fantasias, projeções, sentimentos e modos de se comportar relacionados com o ato sexual – mas não apenas.

    Sem sexo não há permanência da vida. E, provavelmente, por isso tenha sido frequente seu culto em sociedades antigas ou tradicionais. É o que notamos, por exemplo, nos templos que compõem o Conjunto de Templos de Khajuraho, na Índia, declarado patrimônio mundial da humanidade pela Unesco. Uma das principais atrações turísticas daquele país, os templos foram construídos por volta do ano 1000 d.C. e são decorados por uma profusão de intrincadas esculturas, muitas delas dedicadas a temas eróticos ou sexuais.

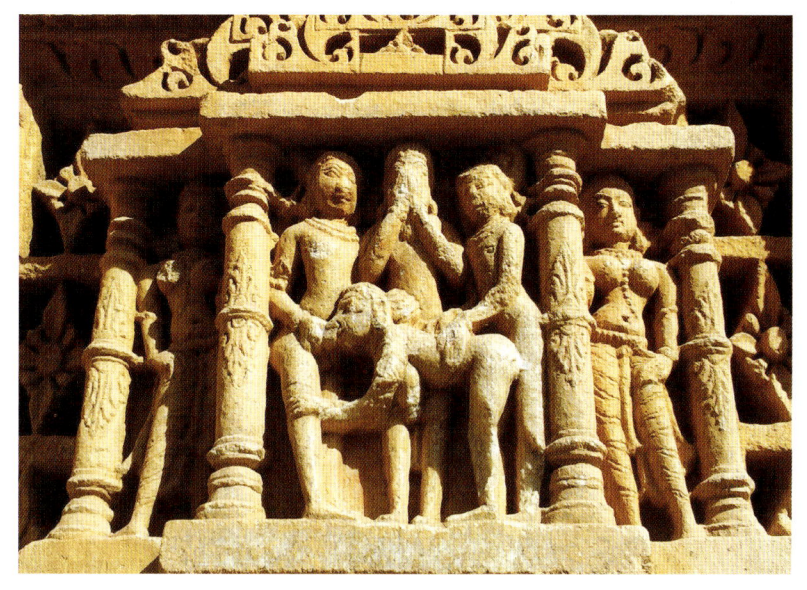

46. Detalhe da estatuária de um dos templos de Khajuraho retratando um ato sexual.

A sexualidade, por sua vez, deixa de ser algo definido tão diretamente pela anatomia e se constitui mais como um conceito social, de atração entre os sexos, mas não necessariamente entre opostos. Isso porque, desde que o homem deixou de ser apenas um animal e tornou-se um ser racional, que produz história e se esforça por dominar a natureza, a sobrevivência da espécie foi facilitada, e o sexo deixou de ser um ato puramente biológico, com vistas à procriação. Assim, o desejo, a busca pelo prazer e a satisfação sexual puderam se aproximar de outros elementos sociais, como o companheirismo, o amor, o respeito, a curiosidade, o entrosamento etc., que podem ocorrer tanto entre indivíduos do sexo oposto como entre aqueles do mesmo sexo, os quais podem ainda, nos dias atuais, optar por experienciar o ato sexual não a partir do sexo com o qual nasceu, mas de outro. É claro que há muitos fatores que influenciam o comportamento sexual, como a história de cada indivíduo, seu meio social, sua bagagem genética etc.; a questão é que sexualidade não depende estritamente do sexo anatômico, mas depende, antes, daquilo por que busca cada pessoa, da mesma forma como ocorre com sua profissão, religião ou meta de vida.

O ato sexual é instintivo e não precisa ser ensinado, mas é claro que certos conhecimentos anatômicos podem ajudar a aumentar o prazer sexual. Conhecer a genitália feminina e a masculina, descobrir as zonas erógenas e por meio de quais processos geram excitação ou satisfação são questões próprias da anatomia. Por exemplo, o ponto G foi nomeado em homenagem ao médico alemão Ernst Gräfenberg (1881-1957), um médico e cientista nascido na Alemanha, mas naturalizado norte-americano, criador do método anticoncepcional DIU (dispositivo intrauterino) e estudioso do papel da uretra no orgasmo feminino. Nos anos 1940 descreveu uma zona erógena na parede anterior da vagina, justaposta à uretra, mas não foi descrita uma estrutura anatômica específica; Gräfenberg apenas mapeou uma região onde parece haver uma concentração de terminais nervosos que, quando estimulados, podem levar a mulher ao clímax. No entanto, sexólogos alertam que não sentir estimulação maior nessa área é normal, e que mulheres não devem se sentir disfuncionais ou frustradas por não atingi-lo. Podemos concluir que, em termos anatômicos, o ponto G não existe.

Por outro lado, a sexualidade existe e toma um bom espaço da vida dos seres humanos, sendo responsável por muitas de suas preocupações e de suas ações. Ela certamente é algo maior que uma estrutura anatômica misteriosa. Por meio dela a humanidade continua a se reproduzir, mas não apenas em termos genéticos, pois a humanidade também se reproduz e se espalha quando dois seres, independentemente do sexo que tenham, se aproximam, se amam e têm prazer juntos. É por isso que ela sempre merece respeito.

Anatomia e automobilismo

O ano de 1886 é considerado o do nascimento do automóvel moderno, quando foi patenteado o modelo Benz Patent-Motorwagen, criado pelo alemão Karl Benz. Na verdade, a história do automóvel para transporte pessoal remonta ao ano de 1769, com a criação do motor a vapor. A primeira patente de automóvel, nos Estados Unidos, foi concedida a Oliver Evans em 1789, por um modelo "anfíbio" que, usando um motor a vapor, misturava as características de um barco e de um carro, podendo se deslocar, em tese, por terra ou por água. Porém, sobreviveram poucos relatos ou registros sobre a performance de seu protótipo, mas, pelo peso da estrutura e pela limitada capacidade de seu motor, acredita-se que era impraticável para distâncias mais significativas – muito diferente dos carros com motor de combustão interna, que surgiriam no fim do século seguinte, e mais ainda dos modelos atuais, com computadores de bordo, internet etc.

Carros de corrida, que também não têm nada a ver com os carros de Fórmula 1, quando comparados com os da época atual. Aqueles eram instáveis, com carroceria de alumínio e em forma de charuto, na tentativa de se manter uma aerodinâmica adequada ao piloto. No momento presente, materiais mais resistentes, como o kevlar, um polímero leve de fibra sintética de aramida, resistente ao calor e sete vezes mais resistente que o aço, compõe a maior parte estrutural desses bólidos. O motor era frontal – e bem menos potente. Não havia na época quase nenhuma preocupação com segurança, portanto, ele não tinha cinto nem ou qualquer equipamento de segurança que atestasse a preocupação com a vida do condutor.

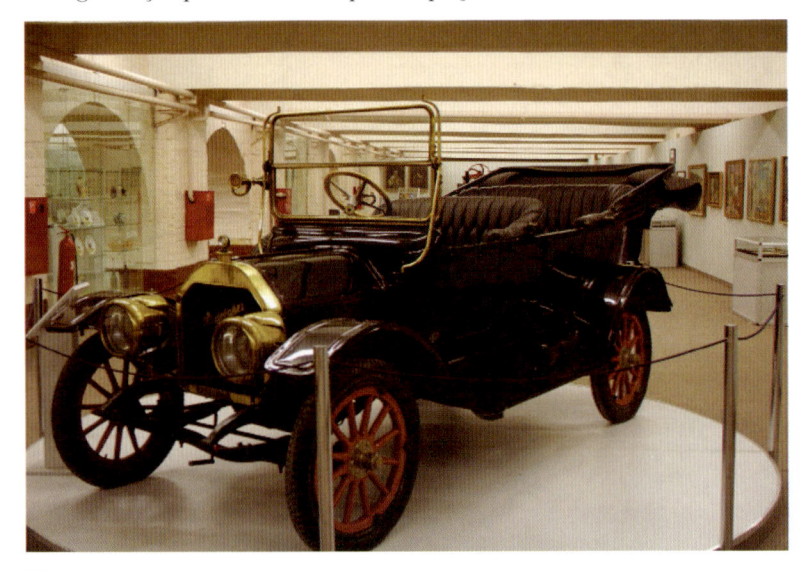

47. Studebaker-Garford, de 1908

De fato, morrer em acidentes de carro era algo normal. O cinto de segurança havia sido inventado em meados do século XIX por George Cayley, que o projetou para ser usado em seu planador, mas foi apenas por volta de 1950 que esse item passou a ser incorporado na indústria automobilística. Outras medidas de segurança também foram tomadas e os projetos de veículos, aprimorados. Hoje, por exemplo, o banco dianteiro, e por consequência os indivíduos que neles se sentam, fica fixado, no chassi, em ao menos quatro pontos.

No Brasil, o cinto de segurança se tornou item obrigatório para ocupantes do banco dianteiro dos automóveis desde 1994. Logo se transformou em um hábito de motoristas e passageiros, garantindo que milhares de vidas fossem salvas. Hoje, o cinto é mais anatômico e, em um bom número de modelos de carros, ele traz um ponto fixo superior, que o adequa à altura individual, e com um sistema de ajuste que elimina a folga entre o cinto e o corpo, mantendo o passageiro em uma posição segura. Em caso de colisão, o aparato responde pelo travamento do tronco, mas durante o percurso não impede o indivíduo que o usa de se movimentar.

Do mesmo modo, quando as primeiras motocicletas começaram a tomar as ruas, tampouco se usavam capacetes, apenas toucas de couro e óculos. Os alemães Hildebrand e Wolfmüller criaram o primeiro modelo chamado de motocicleta, com um motor de combustão, em Munique, em 1894. Mas foi apenas depois de 1954 que os capacetes, na forma como os encontramos hoje, baseada na anatomia da caixa craniana, começaram a ser desenvolvidos. De início, eles cobriam apenas a parte superior da cabeça, mas os acidentes e traumas sofridos por corredores demandaram seu aprimoramento. atualmente os capacetes são muito mais seguros, pois envolvem totalmente a caixa craniana e cobrem a face do piloto, sem atrapalhar sua visão.

Outro aparato de segurança automobilística desenvolvido com respeito à anatomia é a bolsa inflável (*airbag*), que, em caso de colisão, instantaneamente se insufla e evita danos maiores aos condutores e passageiros. Além disso, no carro comum, os mostradores de velocidade, giros do motor, combustível, luzes de advertência e outros instrumentos essenciais ao monitoramento do veículo ficam sempre mais próximos do campo de visualização da estrada, para que o motorista evite desviar o olhar do trânsito e ainda os consiga observar com facilidade. Com os testes de laboratórios para melhorias do habitáculo do carro, houve um grande avanço na segurança e diminuição de lesões aos que são transportados.

Porém, nesse processo, o conforto, muitas vezes, é sacrificado. Basta pensar, por exemplo, em como se adaptam ao mesmo carro um sujeito de 1,40 m e outro de 1,90 m de altura, ou então indivíduos muito obesos – e isso sem mencionar os deficientes físicos, que exigem adaptações especiais e constituem um capítulo à parte. A abertura e o fechamento de uma porta, assim como a entrada e a saída do veículo, têm de ser feitos a partir de cálculos que incorporem a variação de peso, altura e mobilidade (um idoso tem a flexibilidade diferente do jovem) das pessoas. Hoje, os bancos de automóveis podem ser comparados às melhores poltronas, com ajustes para a altura, as costas, a lombar e até com encosto para a cabeça. É também, nesse sentido, que se nota a importância da obrigatoriedade do uso de cadeira para crianças fixas no banco traseiro – uma medida que evita muitos acidentes, pois, obviamente, a anatomia e o tamanho da criança são bem diferentes daqueles dos adultos.

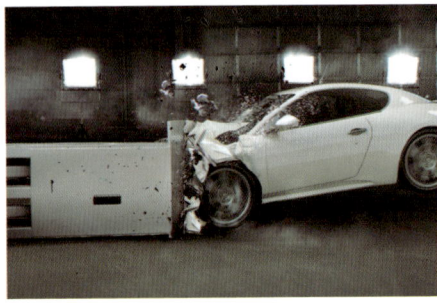

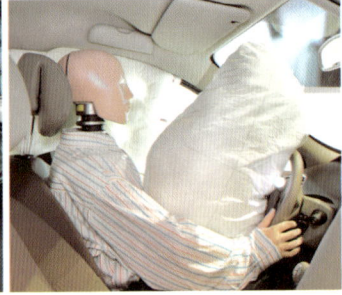

48. Teste de colisão de automóveis.
49. Teste de *airbag* com boneco (*dummies*).

Anatomia e mitologia

A mitologia, assim como a religião, é uma fonte de reflexão para o homem sobre sua própria condição de mortal em um mundo que para ele é um mistério e que, mesmo assim, ele se esforça para conhecer e dominar, que une o social (sua relação com seus semelhantes) e o natural (sua relação com seres e forças que lhe são diferentes), um mundo que permanece, que sobrevive à sua existência individual. Por isso a mitologia e a religião lhe são caros, poipor meio de preceitos morais e narrativas que envolvem desafios, sacrifícios, mortes, aventuras etc., tentam explicar sua existência, lhe oferecer conforto nas horas difíceis e lhe apresentar modelos de conduta para que viva bem entre seus semelhantes – ou ao menos entre aqueles que partilham de suas crenças. Também é por isso que mitologia e religião nos ajudam a entender melhor a própria natureza humana, e anatomia não escapa dessa relação.

Uma famosa história da mitologia grega é a de Prometeu, um titã que se preocupava com os mortais e estava sempre do lado dos fracos seres humanos, e não negava esforços para ajudá-los. Em uma dessas empreitadas, Prometeu resolve roubar o fogo do grande e poderoso Zeus com o intuito de repassá-lo aos humanos para que estes pudessem aproveitar seus benefícios e ter uma existência mais cômoda e segura. Zeus temia que os humanos usassem o fogo para se tornar mais poderosos que os próprios deuses e, ao saber do roubo de Prometeu, fica furioso, captura o benfeitor pró-humanos e lhe sentencia ao sofrimento eterno, amarrando-o a uma pedra no alto de uma montanha, onde diariamente uma águia viria comer seu fígado.

A história de Prometeu foi escrita e reescrita muitas vezes, por diversos autores e de diferentes maneiras.[8] Ela certamente se tornou popular porque busca explicar o ímpeto humano de dominar os elementos e domesticar a natureza em busca de uma vida melhor e mais confortável – ainda que isso possa provocar a ira dos deuses. Mas é claro que o que nos interessa aqui é o curioso fato de que a águia retornava diariamente até o local onde Prometeu estava acorrentado e lhe comia um pouco do fígado. Por que Prometeu não morria? Porque a porção de fígado ingerida pelo pássaro durante o dia era regenerado durante a noite. Na manhã seguinte, o fígado estava intacto, e a águia podia seguir com a seção de tortura. Isso até que um filho de Zeus chamado Hércules – que já havia terminado seus 12 trabalhos – liberta Prometeu. Será que os gregos antigos já sabiam que o fígado é o único órgão do corpo humano que tem a capacidade de regeneração?

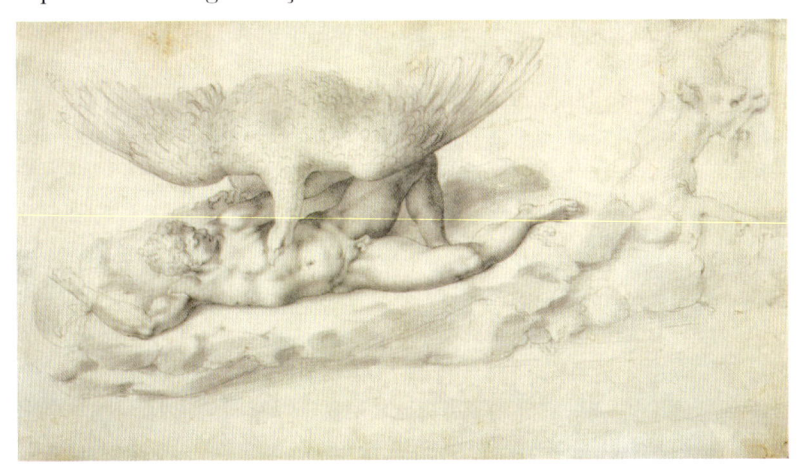

50. Desenho de Michelangelo em que se vê Prometeu, amarrado à rocha, sendo atacado pela águia.

---

8. Uma das versões mais famosas é aquela registrada na clássica tragédia de Ésquilo, *Prometeu acorrentado*, que se acredita ter sido escrita entre 525 a.C. e 455 a.C. e da qual há hoje inúmeras edições no mercado.

Outra história curiosa da mitologia grega é a de Himeneu, o deus do matrimônio, que, de acordo com certas versões, é filho de Apolo e Afrodite. As versões do mito de Himeneu variam de acordo com a região do mundo helênico em que ela se desenvolveu, mas praticamente todas concordam que ele teria sido um jovem extremamente bonito. Em uma das variantes, talvez a mais conhecida, Himeneu tinha uma beleza delicada, que lembrava a de uma mulher, mas ele não conseguia a atenção de sua amada. Entretanto, ele não desiste dela e a segue por todo lado, chegando mesmo a se vestir de mulher para escoltá-la em uma festa reservada apenas para elas. Durante o evento, um grupo de bandidos teria invadido o recinto, sequestrado as mulheres (com Himeneu entre elas) e as levado para um país distante. À noite, quando os bandidos dormiam, Himeneu mata os sequestradores e leva as reféns de volta a Atenas, onde, como recompensa, consegue enfim desposar sua amada. A cerimônia desse matrimônio teria criado tamanho êxtase que a presença de Himeneu passou a ser demandada em todas as cerimônias de casamento para garantir que o casal vivesse feliz para sempre, ao passo que sua ausência nelas indicava que o enlace não prosperaria.

Para que Himeneu comparecesse aos casamentos, seu nome era entoado em canções nupciais, principalmente durante o momento em que o noivo, no meio da festa, levava a mulher para o quarto para ser deflorada, de modo que o coro de vozes encobrisse os gritos e barulhos vindos do leito nupcial. Acredita-se que derive daí a designação de hímen para a membrana que fecha parcialmente o orifício externo da vagina de mulheres virgens.

Já entre os romanos antigos, muitas mulheres rompiam o hímen antes do casamento por motivos de fundo religioso: elas acreditavam na possibilidade de conseguir uma gravidez divina. Assim, algumas mulheres defloravam a si mesmas nos falos de madeira ou pedra de estátuas dos deuses romanos Hermes, Príapo, Tutuno – entre outros cuja alegoria de fertilidade era representada no tamanho exagerado do pênis – para que sua primeira gravidez desse origem a um filho gerado por um deus.

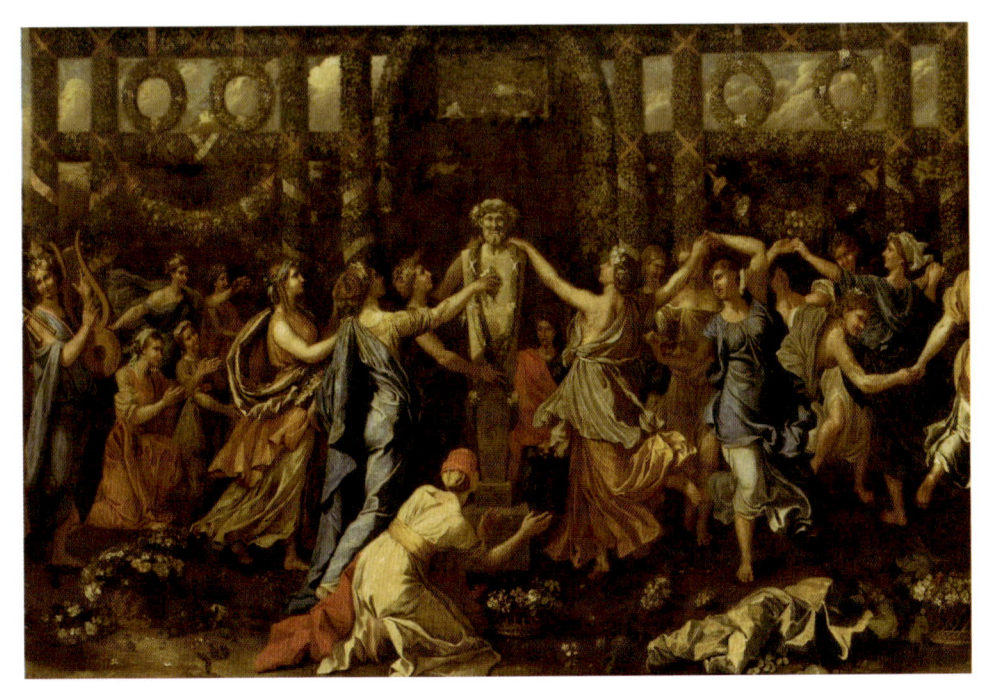

51. Detalhe do quadro *Himeneu vestido de mulher durante uma oferenda* à Príapo, 1634-1638, óleo sobre tela de Nicolas Poussin, 167 cm x 126 cm. São Paulo, Museu de Arte de São Paulo – MASP.

Anatomia e moda

Quando Mary Phelps Jacob inventou o sutiã, há mais de cem anos, para substituir o espartilho apertado, ela fez emergir também uma série de questões ligadas à anatomia. Apesar de a invenção realizar o objetivo de vencer o efeito da gravidade, agora era preciso também adequar a vestimenta aos mais diferentes corpos femininos que queriam aderir à nova moda. Ou seja, era necessário levar em conta os diferentes tamanhos e formas das mamas, o diâmetro torácico, a idade, a etnia, entre outros inúmeros fatores variáveis para que a peça se tornasse o sucesso mundial que acabou de fato sendo. Em outras palavras, demandava-se um amplo estudo anatômico.

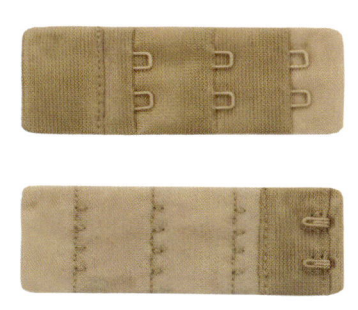

52. Extensores de sutiã, uma grande invenção do design de moda íntima feminina, que ajudou na adequação da peça a tamanhos variáveis de corpos.

Por isso, o extensor de sutiã é um grande exemplo de como a moda se volta para a anatomia para dar mais praticidade às peças e conforto a quem as veste. Com um sistema simples de ganchos duplos, ele possibilita que o ajuste do sutiã de acordo com a extensão da circunferência do tórax da mulher, lhe oferecendo firmeza sem o incômodo do excesso de aperto. Esse singelo aparato garantiu ainda inúmeras possibilidades, pois permite que a mesma peça seja ajustada também de acordo com as fases de vida da mulher ou com situações que ela pode vir a enfrentar, como a gravidez, que aumenta temporariamente o tamanho das mamas, enfermidades como a artrite reumatoide, em que o uso de corticoesteroides promove inchaços, ou mesmo a mastectomia – processo de remoção total ou parcial da mama, e ocasionalmente de músculos, gorduras etc., de áreas adjacentes a ela, em geral por neoplasia.

Já se foi tempo em que se recorria a costureiras e alfaiates para adquirir roupas que vestiam perfeitamente, feitas "sob medida". Naquela época o alfaiate tomava as medidas dos ombros, cintura, pernas e braços, além da própria altura, de seu freguês, praticamente transformando este em um homem vitruviano com moldes para tecido. E só então a roupa era confeccionada, nas cores, cortes e estilo escolhidos pelo cliente. Hoje a coisa já não funciona desse modo; uma indústria de cadeias globais praticamente extinguiu a profissão do alfaiate e das costureiras modistas. Agora, ao entrarmos em uma loja de departamentos com seus vários espaços dedicados, por exemplo, a moda infantil, juvenil, masculina ou feminina, é possível imaginar quão trabalhoso deve ter sido mudar o *modus operanti* do processo artesanal, com produtos sob medida, para esse de produção industrial em larga escala. Como produzir peças que possam vestir tantos corpos diferentes?

Por mais que os estudos anatômicos possam ajudar no aperfeiçoamento dessa modelagem, o fato de que as roupas sejam atualmente produzidas em massa, em geral para atender a diferentes mercados ao redor do mundo, com enormes variáveis anatômicas, demanda que quem deve se adaptar agora é você, e não o corte do tecido. Tenha um corpo padrão (de acordo com a indústria) ou ressuscite o alfaiate e a modista para fazer a barra, apertar um pouco aqui, soltar um pouco acolá e... pronto: uma roupa nova que lhe serve, mas que não foi confeccionada para a sua anatomia.

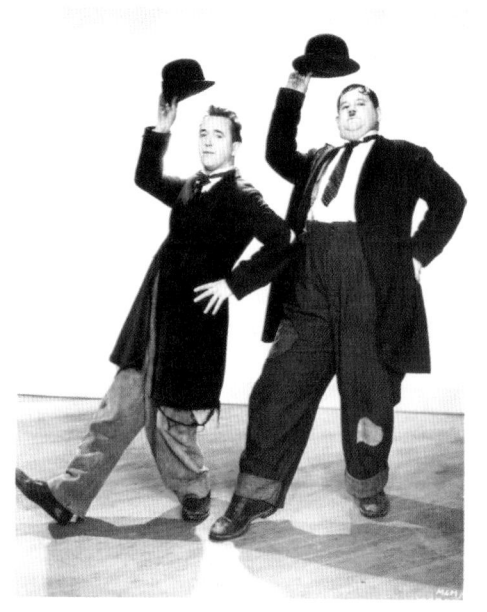

53. Stan Laurel e Oliver Hardy, o clássico duo de comédia da Era de Ouro de Hollywood que no Brasil ficou conhecido como *O Gordo e o Magro*.

Antes da metade do século XX, certa escola de medicina que se desenvolveu particularmente na França e na Itália incorporou a antropometria para definir uma classificação de biotipos de acordo com o porte e as medidas de um indivíduo, chegando às seguintes definições:

Brevilíneo: refere-se a pessoas cuja medida do púbis até a sola do pé é menor do que do púbis até o topo da cabeça.

Normolíneo: aplica-se a pessoas em que essas duas medidas são iguais.

Longilíneo: define as pessoas cuja medida da sola do pé até o púbis é maior do que a do púbis até topo da cabeça.

Erroneamente relacionamos esses biotipos a classificações como baixo e gordo e alto e magro, mas isso não reflete de fato a verdade, pois é possível que um brevilíneo tenha peso normal, ou mesmo que seja magro, ao passo que um longilíneo pode até mesmo ser obeso. É claro que as medidas antropométricas variam conforme a idade, o sexo, a etnia e a proporção de músculo e gordura do corpo do indivíduo. Contudo, essas variações se devem, principalmente, às diferenças esqueléticas. Esse tipo de conhecimento tem fundamental importância não só para a moda, mas também para a medicina forense, a odontologia (mais especificamente na ortodontia), o desenho, a pintura, entre outras.

Anatomia e esportes

Será que apenas pela observação do corpo de um atleta é possível descobrir o esporte que ele pratica? A resposta é "sim"! Essa análise pode ser um tanto desafiadora, mas, em geral, basta prestar atenção a detalhes anatômicos desse atleta para se notar as partes de seu corpo que foram moldadas pela atividade física a que se dedica.

Um esporte praticado com certa frequência, seja de forma profissional ou amadora, ao longo do tempo faz com que os músculos mais requisitados naquela atividade vão aos poucos se hipertrofiando nas regiões de maior esforço. Para cada modalidade esportiva há uma região do corpo da qual se demanda mais participação e a qual vai se destacar em relação às outras.

Dessa forma, os atletas profissionais chegam a desenvolver uma verdadeira assimetria no corpo. Por exemplo, é fácil perceber que um tenista tem um braço mais hipertrofiado do que o outro, pois aquele com o qual ele segura e movimenta a raquete adquire mais massa muscular no bíceps e no tríceps. Já um nadador tem o corpo todo simétrico porém com a parte superior bem mais desenvolvida – além da hipertrofia muscular dos braços, nota-se o crescimento da caixa torácica, para aumentar a reserva pulmonar durante o período de apneia na água. O jogador de futebol, por sua vez, apresenta um desenvolvimento significativo dos músculos da coxa, necessários para chutar a bola com força e ainda correr cerca de dez quilômetros em cada jogo. E o halterofilista desenvolve sua musculatura de forma global, com vistas a sustentar os exaustivos pesos sobre os ombros.

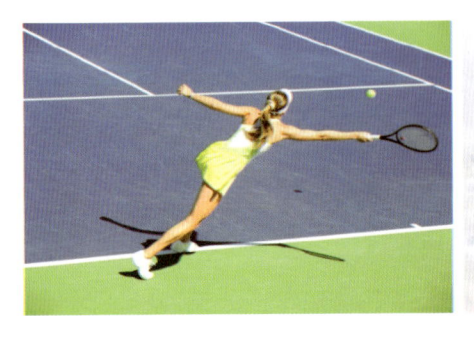

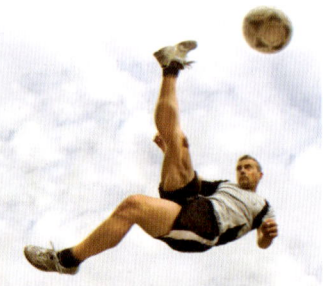

54. Jogadora de tênis no movimento de rebater a bola com a raquete; é possível observar em sua musculatura a diferença de esforço exigido de cada braço.
55. Imagem de um jogador de futebol prestes a chutar a bola no ar; aqui se evidencia a musculatura da perna durante a ação, mas em especial a das coxas.

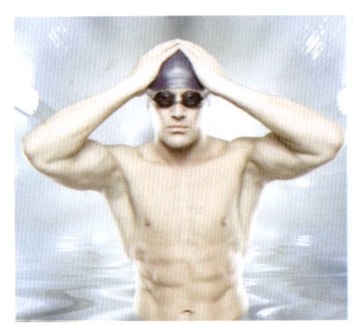

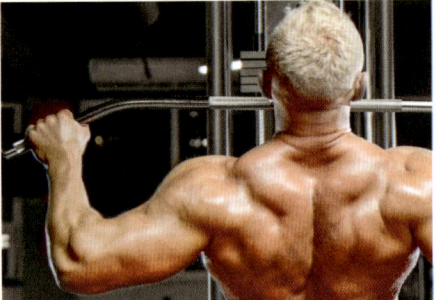

56. Nadador com os músculos do tórax e dos braços hipertrofiados, além da estrutura do ombro alargada.
57. Detalhe da musculatura hipertrofiada do dorso de um halterofilista em ação.

A prática de atividades físicas sempre esteve relacionada à saúde, seja como um fator que colabora para o bom funcionamento do corpo, seja como um hábito necessário para a inibição ou prevenção de uma série de doenças. Por esse motivo, o esporte é um item constante no receituário de todos os médicos. No entanto, é preciso lembrar que essa recomendação é sempre seguida de precauções a serem tomadas, como: fazer um exame clínico antes de iniciar uma atividade física; ter moderação; aumentar o ritmo do exercício gradativamente, e assim por diante. Por quê? A resposta para essa pergunta é extremamente complexa e envolve uma série de fenômenos fisiológicos, mas podemos resumi-la em uma noção básica: o coração também é um músculo.

Quando fazemos algum exercício físico, há um aumento de cerca de 20 vezes na demanda dos músculos do esqueleto. E quem supre essa demanda é o coração, que, através do sangue, envia oxigênio, remove produtos de degradação do metabolismo celular, transporta nutrientes e regula a temperatura corporal, pois corpo em movimento gera energia também na forma de calor. Para promover toda essa compensação, é necessário que o débito cardíaco seja aumentado, e para que isso ocorra a frequência cardíaca é intensificada. Sendo o coração um músculo, ele também se hipertrofia e, do mesmo modo, sua necessidade de oxigênio cresce proporcionalmente.

O coração hipertrofiado dos atletas explica sua frequência cardíaca baixa, durante o repouso, quando comparada à da população em geral. Em casos extremos, a hipertrofia pode exigir tanto oxigênio que as coronárias não dão conta de suprir a demanda, o que pode causar arritmias e até mesmo morte súbita. Por isso é sempre necessário ter cautela e paciência, evitar mudanças bruscas na intensidade dos exercícios e de tempos em tempos fazer avaliações clínicas. Não há atalhos para a boa forma física, e um corpo são funciona bem melhor quando é acompanhado de uma mente sã.

Anatomia, infância e brinquedos

O desenvolvimento infantil é um antigo objeto de estudo de várias ciências, e a importância do ato de brincar, para que esse processo ocorra da melhor forma possível, já foi abordado por inúmeros autores. O brinquedo é o grande intermediário entre o mundo da fantasia e a realidade que a criança encontrará no futuro. É apor meio dele que a criança abstrai, cria, inventa, explora suas habilidades físicas e aprimora conhecimentos práticos. Também é com a ajuda do brinquedo que sua capacidade cognitiva é desenvolvida e os processos da psique são capacitados. A contribuição dos brinquedos é fundamental para a constituição, anos mais tarde, de um adulto com equilíbrio físico, intelectual e emocional. Mas é claro que, nesse universo, nem tudo são flores.

Ao entrarmos em uma loja de brinquedos, percebemos quase de imediato que ela tem uma divisão geral em dois setores: o das meninas e o dos meninos. Isso porque, como se sabe, os brinquedos são projetados e produzidos por adultos, os quais naturalmente têm valores e visões muito diferentes uns dos outros. Mas é injusto que quem mais sofra o impacto de pontos de vista limitados e limitadores de certos adultos sejam as crianças. A divisão do universo lúdico entre coisas de meninas e coisas de meninos acaba imputando, ou menos reforçando, papéis sociais atribuídos aos indivíduos por conta de seu sexo, como se apenas os meninos pudessem se divertir com objetos ligados à ação e à aventura, enquanto as meninas se limitariam a exercitar o papel de mães e donas de casa. Esse certamente é um viés que não contribui em nada para o desenvolvimento das crianças do nosso tempo.

Outra divisão que se encontra nessas lojas, e que parece fazer mais sentido, emprega uma classificação por faixas etárias, por exemplo: brinquedos para crianças de 0 a 2 anos, de 2 a 6 anos, e a partir dos 7 anos. Os brinquedos para recém-nascidos são voltados basicamente para o estímulo dos sentidos, como a audição, a visão e o tato, e da coordenação motora: são os chocalhos, móbiles, brinquedos que fazem barulho quando são apertados, peças com formas básicas para encaixe etc.; tudo muito colorido e chamativo. Para a faixa entre 2 e 6 anos, período que denominamos de primeira infância, há aqueles que estimulam o desenvolvimento motor, como triciclos (para os mais novos) e a bicicleta com rodinhas de suporte (para os intermediários) e sem elas (para os que estão prestes a entrar na faixa seguinte). A partir dos 7 anos, o desenvolvimento motor é reforçado com a introdução do esporte como atividade lúdica, e as crianças começam a se interessar por bolas, raquetes, patins e skates, enquanto os jogos, de tabuleiro ou de videogame, se tornam atrativos para estimular o raciocínio, a lógica e a estratégia, com vistas ao desenvolvimento intelectual.

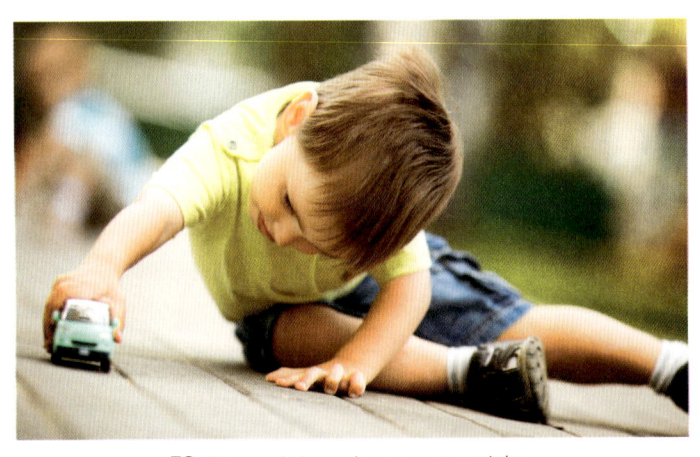

58. Criança brincando com um carrinho.

Com a ajuda dos brinquedos ocorrem as primeiras etapas do amadurecimento do sistema nervoso central e periférico, que em uma criança recém-nascida é imaturo e, mesmo nos primeiros anos de vida, tem poucas funções eficientes. Essa maturação do cérebro e dos nervos depende do desenvolvimento celular natural, de estímulos internos próprios do organismo, mas também de estímulos externos. À medida que o tempo passa e esse sistema se aperfeiçoa, a criança vai adquirindo controle sobre a bexiga, desenvolvendo a fala, a motricidade e assim sucessivamente. Os estímulos entre os nervos periféricos e o cérebro ocorrem como se fossem um exercício de repetição, e são fundamentais para que a criança adquira a habilidade de coordenação motora para os membros superiores e inferiores. A repetição leva ao movimento automático, que não exige o pensar para sua execução. E essa noção permanece válida para toda a vida de um indivíduo. Por exemplo, quando não sabemos dirigir e nos matriculamos em uma autoescola, à medida que vamos repetindo e aprimorando as ações, elas passam a ser automáticas.

Com relação à infância, os estudos sobre os períodos de progressão desse processo de desenvolvimento definem o tipo adequado de objeto lúdico para cada fase. Mesmo um recém-nascido pode se divertir com um móbile colorido, pendurado sobre seu berço, enquanto seu cérebro encontra estímulo visual e auditivo para atingir essas vias neurológicas. Na atualidade são muitos os fabricantes de brinquedo que se preocupam em criar situações lúdicas que contribuam para esse processo de desenvolvimento. E não há melhor forma de se desenvolver do que se divertindo.

Nota anatômica

A obra do artista Jason Freeny explora a anatomia de uma forma inusitada. Ele apresenta os personagens de histórias infantis famosas (filmes, desenhos animados, revistas em quadrinhos etc.) de modo a revelar a anatomia desses seres que, em alguns casos, nem sequer existem na natureza. Já foram dissecados por Jason o Patolino, a Hello Kitty, o Bob Esponja, a Barbie e um homem Lego, entre muitas outras criaturas que os pequenos conhecem bem. Com essas obras extremamente curiosas e criativas, apresentar a anatomia dos ícones infantis pode ser um estímulo para a criança compreender a constituição não só do corpo humano, mas também de animais.

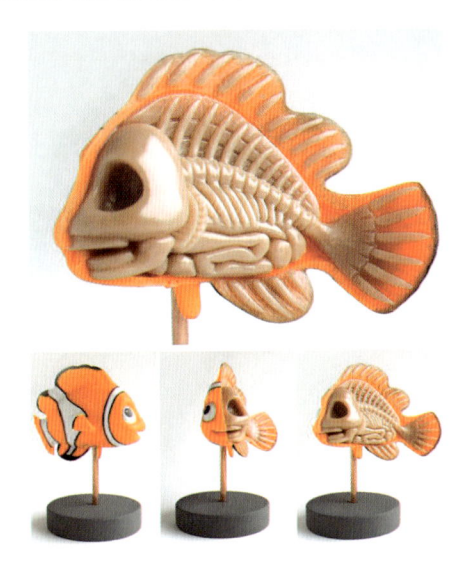

59. Personagem Nemo, da produção Disney/Pixar de 2003, *Procurando Nemo*.

Anatomia e ferramentas

A ferramenta é uma das provas de que o homem iniciou sua evolução há cerca de pelo menos dois milhões de anos. Foram encontradas, na Etiópia, em 2019, reminiscências arqueológicas de ferramentas de pedra lascada cuja idade se estima em cerca de 2,5 milhões de anos. Elas são os exemplares mais antigos de ferramentas de pedra lascada já encontrados.[9] Pontiagudas e com as laterais afinadas, como uma faca, elas serviam basicamente para cortar pedaços de carcaças de animais, de modo a facilitar o transporte e o consumo da carne. Mas essas não são as ferramentas mais antigas de que se tem notícia.

Em julho de 2011, um grupo de arqueólogos norte-americanos havia encontrado, no Quênia, ferramentas de pedra que tinham cerca de 3,3 milhões de anos.[10] Porém, diferentemente das encontradas na Etiópia, as ferramentas do Quênia eram "percussivas", ou seja, serviam apenas para quebrar e amassar coisas. Mas é de fato intrigante pensar em como os hominídeos operaram essa transição de ferramentas percussivas para outras com função de rasgar e cortar – uma verdadeira revolução tecnológica.

---

9. Para mais informações, veja, por exemplo, o artigo *Hominids may have been cutting-edge tool makers 2.6 million years ago*, publicado em junho de 2019 na revista *ScienceNews*. Disponível em: www.sciencenews.org/article/homo-genus-earliest-stone-tool-artifacts-ethiopia-contested.

10. Veja, por exemplo, o artigo *3.3-million-year-old stone tools from Lomekwi 3, West Turkana, Kenya*, publicado na revista *Nature* de maio de 2015. Disponível em: https://www.nature.com/articles/nature14464\.

Os martelos e instrumentos de corte comprovam a existência de uma técnica bem desenvolvida já na Idade da Pedra. Essas ferramentas eram feitas de sílex, um tipo de pedra que era retirado de rochas com a ajuda de instrumentos similares a picaretas, confeccionados com chifre de animais. Os blocos de pedra retirados eram talhados até a formação de um núcleo que seria a base da futura ferramenta.

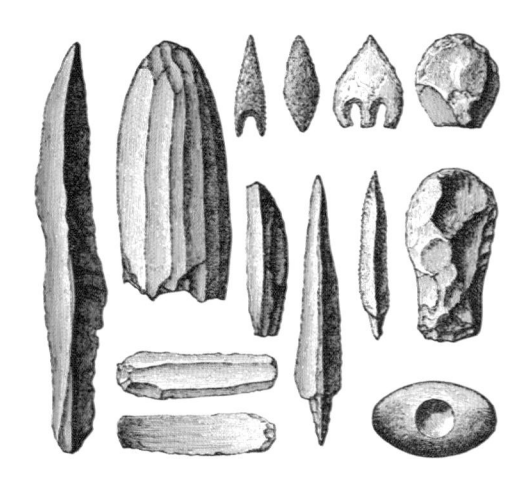

60. Alguns modelos das primeiras ferramentas de pedra manipuladas há mais de 100 mil anos por antecessores do *Homo sapiens.*

Um filme famoso que aborda o tema da evolução é o clássico *2001: Uma odisseia no espaço*, de 1968, dirigido por Stanley Kubrick. Dentre os vários elementos marcantes da película, dois em especial são dignos de nota: a composição "Danúbio azul", de Johann Strauss II, como trilha sonora recorrente, e as surpreendentes cenas iniciais. Nestas, vemos duas tribos de gorilas em tempos primordiais disputando por um pequeno lago. Todos berram como animais e lutam usando apenas mãos, braços, pernas e pés. Até que um dos gorilas segura um pedaço de osso e o usa como arma, o que faz toda a diferença naquele combate. O vencedor, armado, atira o instrumento para o céu, tomando todo o enquadramento, e, na cena seguinte, uma nave com um formato semelhante aparece na mesma posição, mas agora na escuridão do espaço, dando início então à narrativa futurista, de ficção científica, que domina todo o restante do filme.

Os primeiros hominídeos, como os da espécie *Australopithecus afarensis*, que viveram há cerca de 3 milhões de anos, tinham cérebros menores e rostos maiores do que os da espécie *Homo*, que apareceram há cerca de 2,4 milhões de anos. Uma importante modificação anatômica, que proporcionou ao hominídeo adquirir a postura ereta, foi a mudança de posição do *foramen magnum*, que é a abertura do osso occipital localizada no centro da fossa posterior do neurocrânio. É o maior dos orifícios do crânio e serve de comunicação entre a cavidade craniana e o canal vertebral. A partir dele emergem a medula raquidiana e suas membranas, o nervo acessório, as artérias vertebrais, as artérias espinhais anteriores e posteriores, a membrana tectória e os ligamentos alares no sentido caudal.

Nos humanos, o *foramen magnum* fica nem uma posição inferior em relação à que ocupa nos grandes macacos. Assim, os músculos do pescoço não precisam ser tão robustos para manter a cabeça ereta. Numa eventual mudança de comportamento de uma espécie quadrúpede para sua transformação como bípede, comparações da posição do *foramen magnum* são observadas.

Imagine por quantas transformações anatômicas a mão humana passou durante a evolução dos objetos utilizados como ferramentas. Antes, as mãos serviam para quebrar pedras e manipular utensílios rudes, e hoje o homem moderno se vale dela para desenhar, tocar um instrumento ou fazer uma microcirurgia com instrumentos de alta precisão.

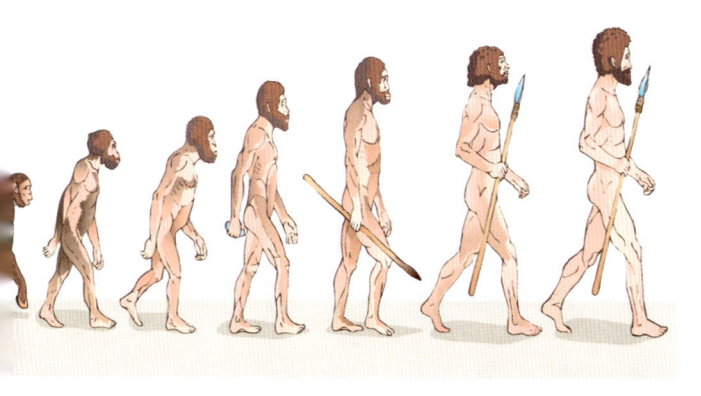

61. Esquema da evolução do homem.

Apesar de a maior parte das ferramentas ser utilizada com as mãos, os trabalhos que operam envolvem principalmente os músculos do braço e do antebraço, servindo como um prolongamento desse membro, mas também – e especialmente – do cérebro. Cada tipo de ferramenta exige uma postura corporal específica e um grupo muscular definido para exercer o movimento que corresponde à ação de funcionamento da ferramenta.

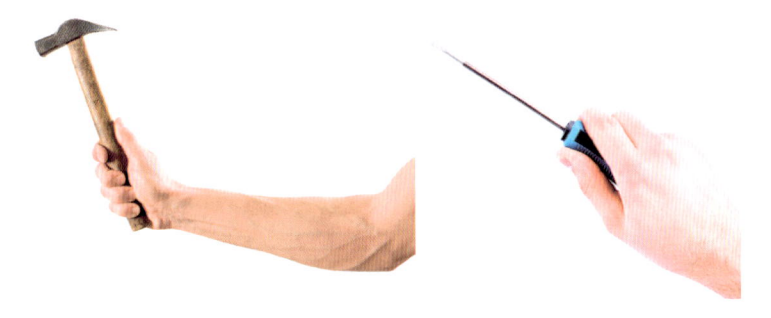

62. Homem com martelo. A força do impacto é dada pelo músculo tríceps braquial.

63. Homem com chave de fenda, que utiliza os músculos pronador quadrado e pronador redondo para fazer o movimento circular da ferramenta.

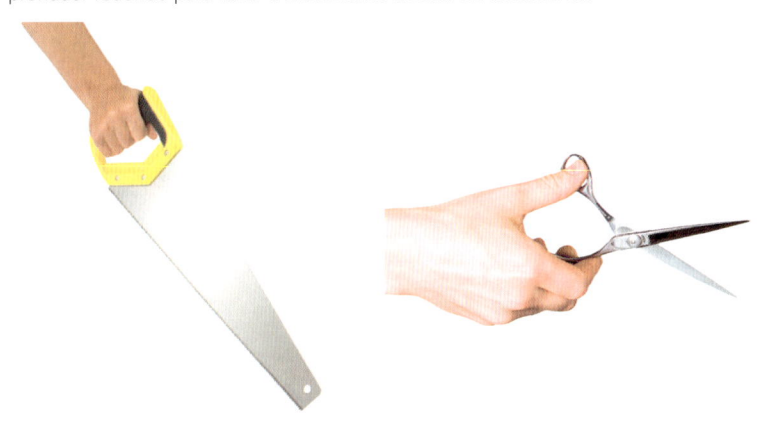

64. Mulher com serrote. O movimento de vai e vem é dado pelos músculos peitoral maior e grande dorsal, localizados no tronco.

65. Homem com tesoura, que demanda a ação dos músculos extensor e flexor do polegar para realizar o corte.

Anatomia e tecnologia

Martin Caidin (1927-1997) foi um grande escritor norte-americano. Grande conhecedor de aeronáutica e de tecnologias avançadas, em 1972 ele lançou um livro intitulado *Cyborg*. O livro foi adaptado para o cinema e, mais tarde, para a televisão. No Brasil, a série de TV era chamada *O homem de seis milhões de dólares* ou *O homem biônico*. O enredo gira em torno de um homem que sofre um grave acidente e está prestes a morrer. A única maneira de salvá-lo é transformá-lo em um híbrido de ser humano e *máquina*. E, claro, sua parte *máquina* lhe confere superpoderes: visão telescópica, braços com força descomunal e pernas de alto desempenho, que lhe possibilitam, entre outras coisas, dar saltos enormes.

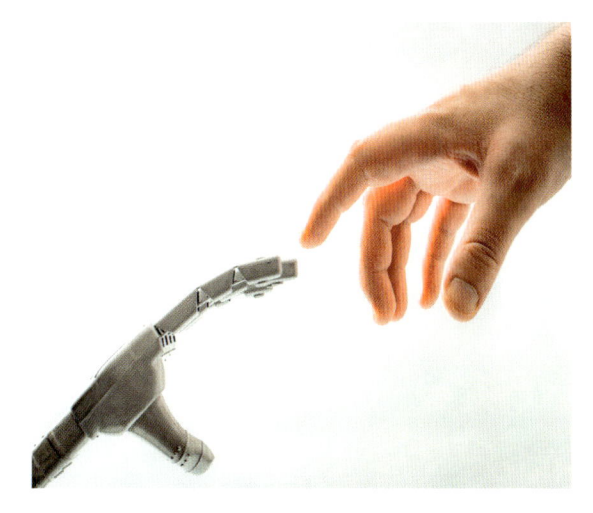

66. Analogia à cena de Michelangelo pintada no teto da Capela Sistina, mas aqui o homem é retratado como criador, e o ciborgue, como criatura.

Hoje os ciborgues saíram dos livros e filmes de ficção e se tornaram uma realidade – e com um custo bem maior que os seis milhões de dólares. Será que nos transformamos em deuses das máquinas, de criatura a criador?

Um corredor sul-africano teve seus membros inferiores amputados na infância, os quais mais tarde vieram a ser substituídos por lâminas de fibra carbono, para que pudesse desenvolver a capacidade de correr. Ele se tornou o primeiro biamputado a competir com atletas não deficientes, e atingiu um desempenho de nível olímpico.

O corredor sul-africano, Oscar Pistorius, 32 anos, nasceu sem a fíbula nas duas pernas – osso situado entre o joelho e o tornozelo, chamado também de perônio, localizado ao lado da tíbia. Os médicos recomendaram aos pais que, em razão da deficiência, as pernas de Pistorius precisavam ser amputadas. Assim como os médicos sugeriram, as pernas de Pistorius foram ampuradas logo abaixo dos joelhos. Por volta de um ano de idade ele ganhou próteses. Em agosto de 2012, em Londres, tornou-se o primeiro atleta paraolímpico a disputar uma Olimpíada em igualdade de condições com atletas considerados normais. Conseguiu se classificar para as semifinais dos 400 metros rasos.[11]

Na época da competição polêmicas geraram discussões sobre o atleta ter ou não ter sido fisicamente beneficiado, com suas próteses, em relação aos corredores não amputados. Levando em consideração que seu peso é menor que o dos demais competidores, e que a prótese de fibra carbono é flexível e pode impulsionar o corpo do atleta para frente, dando-lhe vantagem. Em 2014, Pistorius foi condenado a prisão pelo assassinado da namorada Reeva Steenkamp.

---

11. Para mais informações: Artigo publicado na revista *Piauí* de agosto de 2012, assinado pelo escritor norte-americano Michael Sokolove, com o título "Mutante", em que descreve a vida e carreira de Oscar Pistorius. disponível em: piaui.folha.uol.com.br/materia/o-mutante/. Acesso em: 09 ago. 2019.

O Canal de streaming Amazon Prime, em 2018, fez um documentário[12] sobre a vida do atleta.

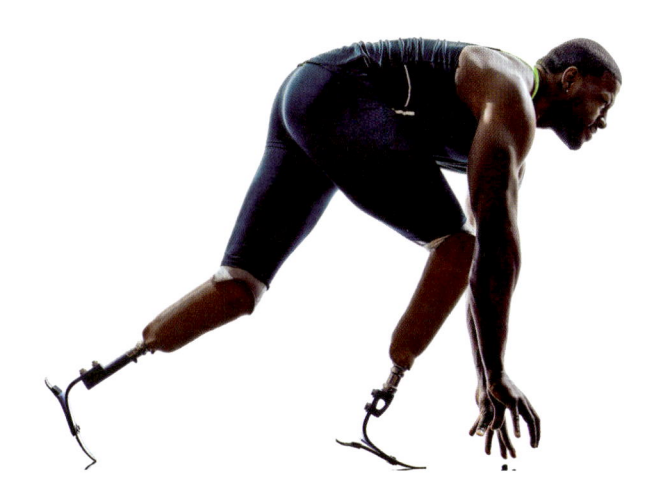

67. Homem biamputado correndo com próteses.

Outro caso similar é o do austríaco Christian Kandlbauer, de 22 anos, que teve dois braços amputados em um acidente em 2005 5, ao subir em um poste de energia de 20.000 volts. Os cientistas conseguiram ligar a um sistema eletrônico os cotos dos nervos seccionados. Assim, os impulsos elétricos que saem dos nervos cortados, mesmo que da ordem de milivolts, são identificados pelo receptor do braço mecânico e, como uma informação elétrica, geram uma ação específica da prótese. Dessa forma, ao pensar em executar uma ação, o braço artificial responde à sua vontade. O braço biônico possui sete articulações, todas controladas pelo cérebro humano.

---

12. *Pistorius*. Direção de Vaughan Sivell. Roteiro de Matteo Bini, Ellen Evans, Will Kane, Sean Richard e Vaughan Sivell. Inglaterra: Western Edge Pictures e Gennaker, 6 Setembro de 2018. widescreen, color (3 horas e 45 min) . Distribuido por Amazon Prime Video.

Atualmente há muitos aparelhos eletrônicos que interagem com o corpo humano. Próteses auditivas são um exemplo bem comum – ocasionalmente notamos alguém com esse dispositivo acoplado ao pavilhão auricular. Sua função é ampliar eletronicamente a onda sonora e a retransmitir, com uma potência maior, para o interior do meato acústico, facilitando o entendimento dos sons para o deficiente. Além dessas próteses auditivas convencionais, há também as próteses cocleares, também conhecidas como implantes cocleares. Ela é inserida cirurgicamente no ouvido interno e tem a capacidade de, ao captar a onda sonora, transformá-la em impulso elétrico e estimular diretamente o nervo coclear.

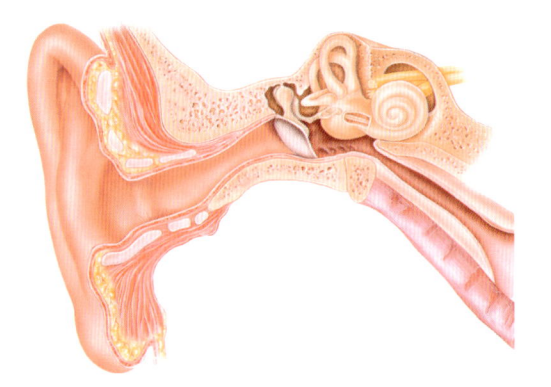

68. Anatomia do ouvido.

Estudos estão sendo realizados para transformar a imagem em impulso elétrico, que seria direcionado de modo a estimular o centro cortical da visão, que se localiza nos lábios do sulco calcarino, no cérebro. Isso nos leva a acreditar que, em algumas décadas, uma pessoa cega voltará a enxergar, assim como uma pessoa com arritmia tem a frequência cardíaca regulada por um marca-passo implantado no coração.

Anatomia e os instrumentos musicais

Talvez, o primeiro pensamento que venha a mente de uma pessoa quando associamos anatomia e instrumento musical seja a silhueta do corpo feminino, que lembra as curvas de um violão. Mas aqui proporemos uma abordagem diferente.

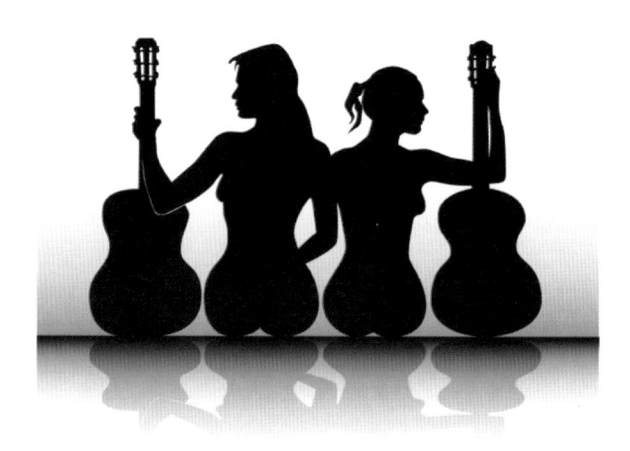

69. O corpo feminino comparado ao do violão.

Existem grandes diferenças entre os vários estilos de música. Das bandas de rock às orquestras sinfônicas, da roda de samba ao DJ em sua *pick-up*, são perceptíveis suas distintas características não apenas no som que produzem, mas também na forma como se apresentam e, por consequência, na maneira como lidam com seus instrumentos. Comparemos uma guitarra numa banda de rock com um violino numa orquestra. A movimentação do artista com a guitarra demanda que esta seja sustentada rente ao torso do músico apenas por uma faixa presa nas duas pontas do corpo do instrumento, deixando os braços do músico livres para explorar as cordas. O violino, por sua vez, é um instrumento musical de cordas que, para produzirem som, são friccionadas por um arco de madeira com fios sintéticos ou de crina de cavalo. Com cerca de 75 cm de comprimento, o violino, para ser tocado, é posicionado entre o ombro e o queixo, demandando a lateralização e flexão da cabeça. Ali o instrumento permanece quase estático, colado ao pescoço do instrumentista, o que requer ajustes de ombro, mento e braço. O apoio no ombro é feito pela espaleira, um acessório que faz o apoio anatômico entre o instrumento e o ombro do músico. Ele não é um item obrigatório, mas ainda assim é adotado pela maioria dos violinistas. Do mesmo modo há ainda a queixeira, que, como indica o nome, serve para adaptar o queixo ao instrumento, tornando-o mais confortável. A partir daí, a precisão dos movimentos dos braços e dos punhos é que produzirá seu som característico.

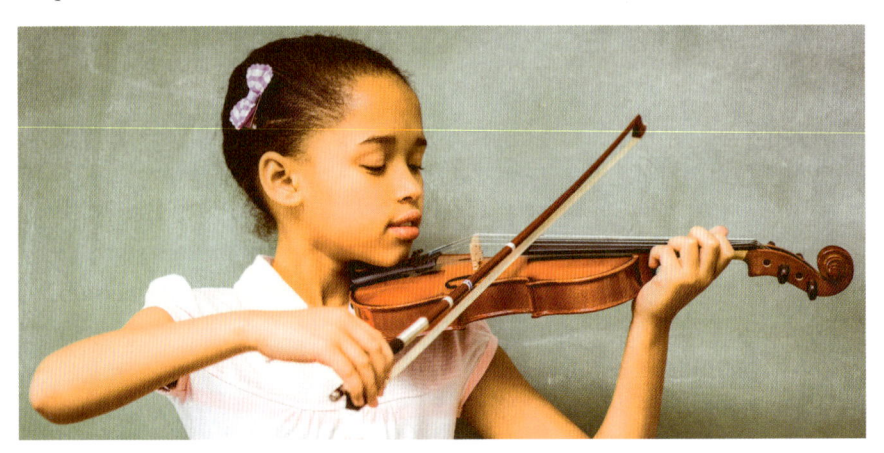

70. Imagem de uma violinista em que se nota a lateralização da cabeça para a esquerda, promovendo uma proeminência do músculo estenocleidomestoideo.

Com relação aos músicos que se dedicam a instrumentos de sopro, como o saxofone, a flauta, a tuba e o trompete, é possível perceber que, além da reserva pulmonar aumentada, eles demonstram uma adaptação quase inusitada. Com o tempo, desenvolvem uma capacidade de reservar o ar dentro da cavidade oral e, através da força de expulsão desse ar, os músculos bucinadores são desenvolvidos, criando uma fácies parecida com a de um roedor que armazena alimentos nas bochechas.

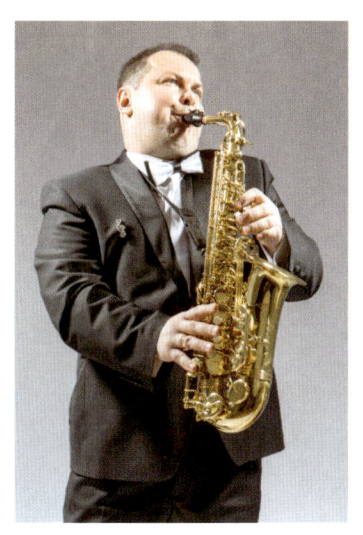

71. Imagem de um saxofonista em que se observa a proeminência do músculo bucinador.

Nota anatômica

Na realidade, a proeminência do músculo bucinador decorre de uma técnica respiratória empregada pelos músicos que tocam instrumentos de sopro. Ela é denominada respiração contínua, e é possível compreendê-la melhor por meio de um experimento bem simples. Você precisará de um cronômetro, um copo com água e um canudinho de refrigerante. Naturalmente, faça uma inspiração forçada e, soprando pelo canudo, faça borbulhas na água. Tente manter um ritmo contínuo para as bolhas e marque seu tempo. A seguir, repita o procedimento, mas agora, além de inflar os pulmões com a inspiração, encha de ar também a boca. É obvio que a duração do borbulhar na água será maior, mesmo sabendo que a quantidade de ar reservada na cavidade oral é, consideravelmente, menor que a reserva pulmonar. Com treino, no entanto, essa capacidade de reserva vai gradualmente aumentando até que, para os músicos profissionais, se torna um diferencial importante.

Anatomia e física

Existe um truque de mágica conhecido como "a pessoa que se transforma em chumbo". O chumbo faz referência à impressão do imenso peso que a pessoa parece adquirir instantaneamente. O truque é realizado da seguinte maneira: primeiro encontramos alguém que seja forte e musculoso e lhe propomos um desafio: erguer o nosso corpo, empurrando-o para cima apenas por nossos cotovelos. Os cotovelos devem permanecer firmes e colados ao tronco, alinhados ao corpo, com precisão, na vertical. Essa primeira tarefa é bem simples para uma pessoa forte. Mas, em seguida, fazemos o segundo pedido: repetir o feito, levantando-nos de novo pelo cotovelo. Dessa vez, porém, vamos garantir que o voluntário não tenha sucesso. Como? Simples! Basta deixar os cotovelos alguns centímetros além da linha vertical do corpo. Isso criará um ângulo que impedirá que a resultante da força nos levante um centímetro sequer do chão. De repente, ficamos extremamente pesados, como chumbo.

Ao deslocar nosso centro de gravidade, nos apoiar, levantar, equilibrar e utilizar os músculos e articulações para exercer determinada função, estamos pondo em prática, mesmo que sem perceber, conceitos básicos da física, como força, tração, alavancagem etc. Essas noções aplicadas à nossa anatomia estão presentes em diversas atividades físicas, mas são mais perceptíveis no ioga e no pilates.

Observando a figura a seguir, podemos notar que o modelo contrai a totalidade de seus músculos para, mantendo o equilíbrio, se sustentar em uma perna só. Dessa forma, seu centro de gravidade não se altera, permanecendo então na linha mediana do corpo. Sobrepondo uma régua exatamente na metade vertical, passando pelo rosto, tórax e abdômen, vamos encontrar precisamente o centro do seu pé esquerdo, enquanto a perna que se estende a partir dele se curva para a esquerda para compensar o único apoio.

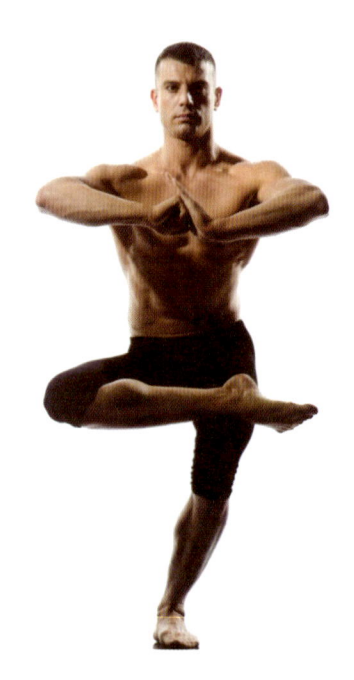

72. Homem em uma postura de ioga, em pé, equilibrado apenas sobre a perna esquerda.

Na imagem seguinte temos uma mulher em uma posição considerada por muitos, à primeira vista, impossível de ser realizada. Na realidade, a coxa esquerda está apoiada sobre o cotovelo direito, quase na altura do joelho. Note que para executar a posição ela tem que dobrar levemente o joelho esquerdo para frente, o que cria uma diferença de altura entre os pés – o pé direito está em uma posição mais distal que o pé esquerdo.

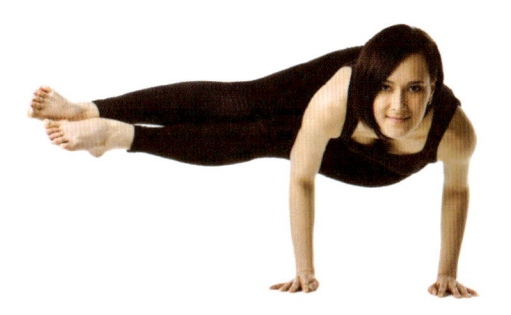

73. Mulher em posição aparentemente impossível de ser executada.

Observando rapidamente a próxima imagem, temos a sensação de ser uma posição fácil de ser reproduzida. Os joelhos estão apoiados na face posterior do braço, no tríceps braquial. Observe a contratura do bíceps braquial à direita para manter o corpo nessa posição. Aqui, mais uma vez, se traçarmos uma linha reta a partir do seu antebraço, temos o centro de gravidade dividindo o seu corpo em duas metades de pesos iguais.

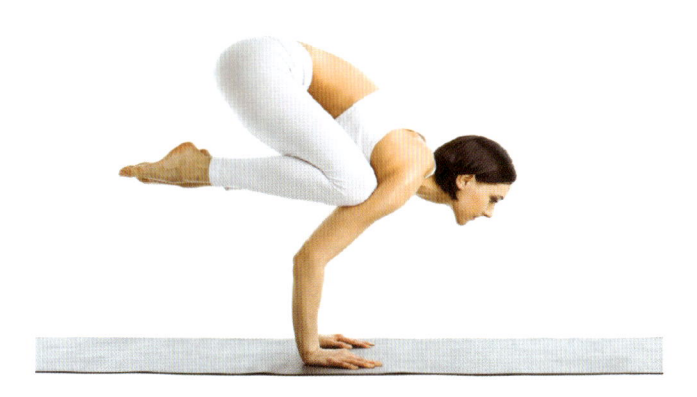

74. Mulher apoiada apenas pelos membros superiores.

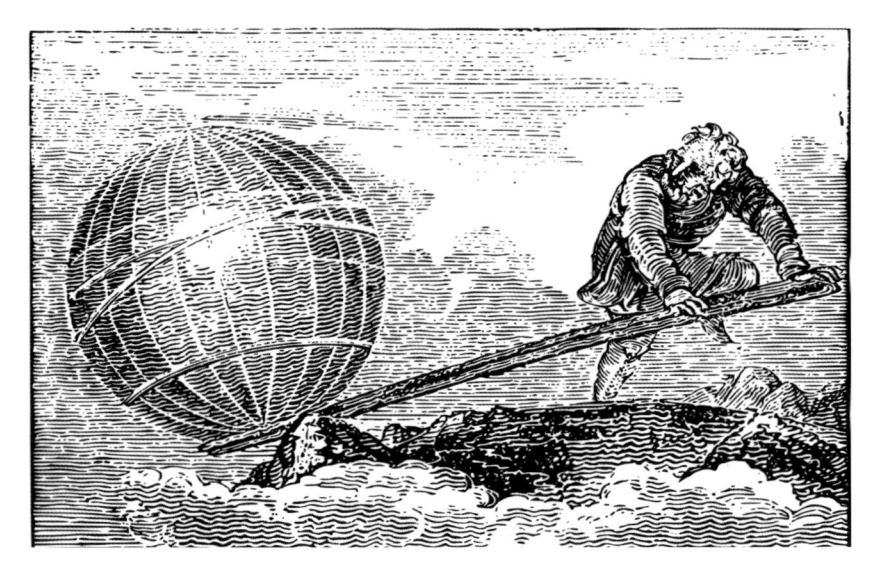

75. Desenho ilustrando a ideia de alavanca de Arquimedes.

Em 287 a.C. nascia na Sicíia, em uma cidade que à época era parte da Grécia, Arquimedes. Um dos maiores gênios da humanidade, matemático por excelência, foi responsável pela descoberta de várias fórmulas e conceitos matemáticos, como a constante numérica π (3,1416), que tem inúmeras aplicações. Uma de suas frases inusitadas e famosas foi: "Dê-me uma alavanca e eu moverei o mundo". Isso porque ele havia se dedicado extremamente ao estudo do funcionamento desses dispositivos que potencializam as forças através de um braço e um ponto de apoio.

As alavancas são classificadas em três tipos, a depender da posição do ponto de apoio entre a potência de força (Força) e potência de resistência (Peso), e são denominadas interfixa, inter-resistente e interpotente, como se vê no diagrama a seguir

Qual a relação entre Arquimedes e sua alavanca com o corpo humano? Observe a figura a seguir, em que se vê halter um sustentando. Nota-se o músculo bíceps braquial sendo exigido e fazendo uma proeminência no antebraço. Se aplicarmos o conhecimento de física aqui, podemos criar o seguinte esquema: onde o ponto de apoio é o cotovelo, a potência de força é dada pela inserção do músculo bíceps braquial no antebraço e por sua contração, enquanto a força de resistência é o peso sustentado pela mão. Dessa forma, temos uma alavanca interpotente, o que possibilita que todos os cálculos físicos possam ser aplicados nesse modelo. E se pararmos um pouco para refletir, vamos perceber que há inúmeros casos em que partes do corpo funcionam como alavancas, como quando chutamos uma bola, fazemos flexões ou abdominais.

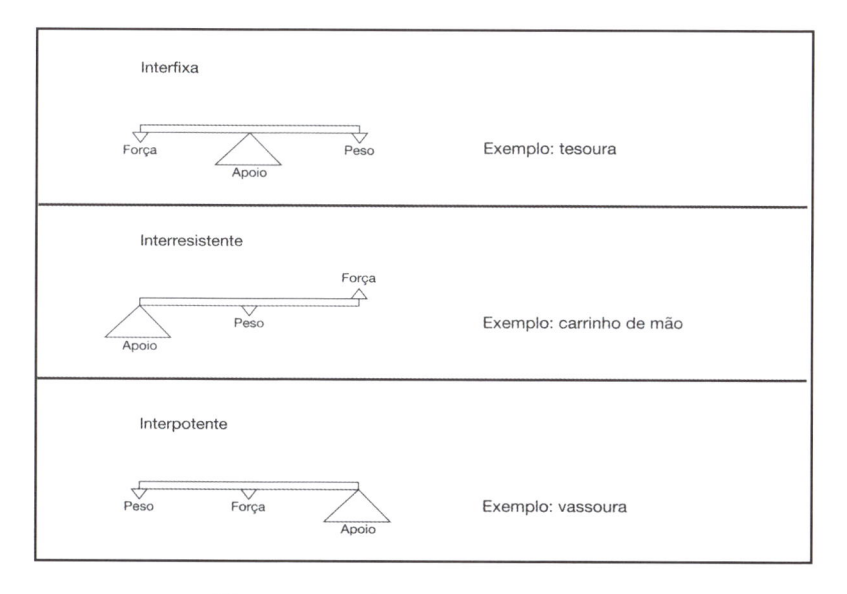

76. Diagrama explicativo dos tipos de alavanca.

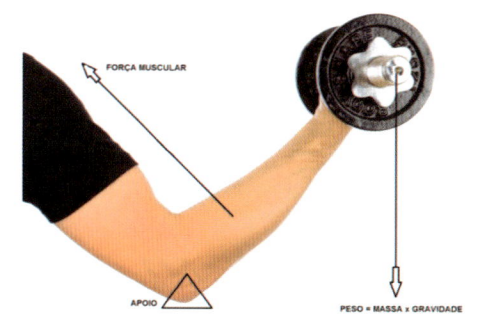

77. Braço direito semiflexionado, sustentado um peso.

Outro elemento na mecânica dos movimentos é a polia. A polia simples não dá vantagem em potencializar a força, mas muda seu sentido de atuação. Por exemplo: para levantarmos um peso fixado na ponta de uma corda que passa por uma polia presa no alto, basta que puxemos a outra extremidade da corda para baixo e o peso será içado. Observe no esquema abaixo a linha de força do quadríceps femoral de um joelho sem a patela (maior osso sesamoide) e compare com o outro esquema com a presença da patela. É possível notar que essa pequena mudança de ângulo faz com que o movimento seja muito mais fácil e demande menos esforço.

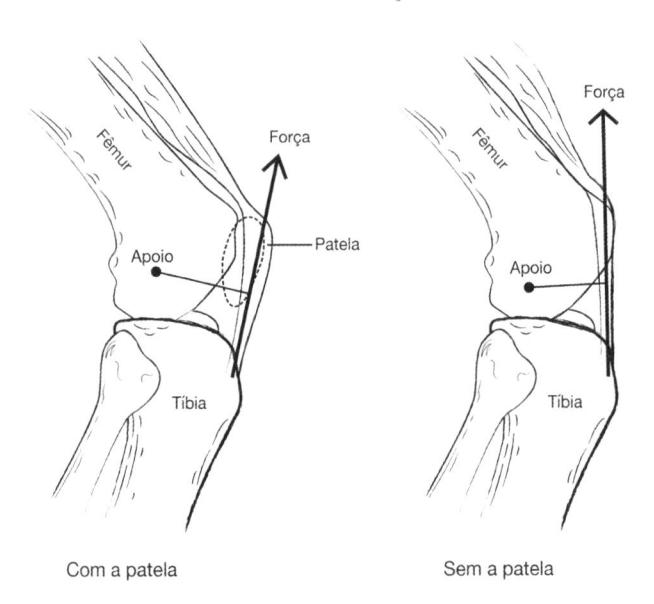

78. Esquema representando da força exercida pelo músculo quadríceps femoral com a presença ou a ausência da patela.

Nota anatômica

A síndrome de Cockett, ou de May-Thurner, é a compressão da veia ilíaca comum esquerda pela artéria ilíaca comum direita. A artéria passa sobre a veia na cavidade pélvica e, em cerca de 20% da população, ocorre um estreitamento

Anatomia e física | **115**

venoso que causa varizes e edema na perna esquerda. Aqui temos uma rara causa anatômica trazendo desconforto e sintomas.

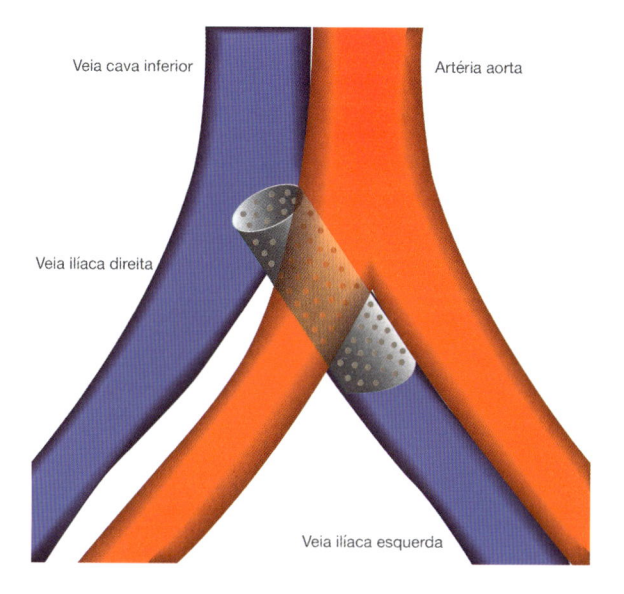

Veia cava inferior
Artéria aorta
Veia ilíaca direita
Veia ilíaca esquerda

79. Prótese colocada no interior da veia ilíaca esquerda para manter sua luz aberta e impedir o edema na perna esquerda.

Bibliografia

Livros

BARRETO, Gilso, OLIVEIRA, G. Marcelo. *A arte secreta de Michelangelo.* São Paulo: ARX, 2004.

BENJAMIN, Walter. *Reflexões: a criança, o brinquedo, a educação.* São Paulo: Editora 34, 2002.

DÄNIKEN, von Erich. *Eram os Deuses Astronautas*. São Paulo: Editora Melhoramentos, 2018.

DARWIN, Charles. *A Origem das Espécies:* São Paulo*:* Edipro, 2018

ELKONIN, D.B. *Psicologia do jogo*. São Paulo: Martins Fontes, 1998.

FREITAS, Waldemar. *Anatomia – Conceitos e Fundamentos*. São Paulo: Artmed, 2004.

GRAY, Herny. *Gray Anatomia*. 29ª ed. Rio de Janeiro: Editora Guanabara, 1988.

HARVEY, William. *Exercitatio anatomica de motu cordis et sanguinis in animalibus*. Londres: The Classics of Medicine Library, 1978

MORGAGNI, G. Battista. *De Sedibus et Causis Morborum*. Londres: Andesite Press, 2015

NEUFERT, Ernst. *Arte de projetar em arquitetura* 18ª ed. São Paulo: Gustavo Gili, 2013.

SOUZA S.: Períodos da anatomia. *Revista de Ciências Médicas e Biológicas*, Salvador, 2010.

STEARN T. William. The Origin of the Male and Female Symbols of Biology. Revista *Taxon* v. 11, n. 4, 1962.

VALVERDE, Juan. *Anatomia del corpo humano*. Forgotten Books, 2018.

VASALIUS, Andreas. *De humani corporis fabrica*. Londres: Create Space Independent Publishing Platform, 2014.

VIGOTSKII, L. S.; LURIA A. R. *Linguagem, desenvolvimento e aprendizagem*. 13ª ed. São Paulo: Ícone, 2017.

WILKINS G. A. *The Manual Style Manual*. Paris: Intenacional Astonomical Union, 1989

Trabalhos Científicos

Adriana brain. *Cars*. pp. 18. PediaPress

Barham, Lawrence; Mitchell, Peter. *The First Africans: African Archaeology from the Earliest Toolmakers to Most Recent Foragers*. Oxford: Oxford University Press, 2008.

Berhane Asfaw, Tim White, Owen Lovejoy, Bruce Latimer, Scott Simpson, and Gen Suwa *Australopithecus garhi*: A New Species of Early Hominid from Ethiopia. Science 1999 284: 629-635.

Buchanan, C.D.. *Mixed Blessing: The Motor in Britain* . [S.l.]: Leonard Hill, 1958. Capítulo: 1.

Eckermann, Erik (2001). World History of the Automobile. SAE Press, p.14. *1679-1681–R P Verbiest's Steam Chariot*). Hergé. History of the Automobile: origin to 1900.

Georgano, G.N.. *Cars: Early and Vintage, 1886-1930*. Londres: Grange-Universal, 1985. ISBN 1-59084-491-2

Rogers, Michael J.; Semaw, Sileshi. *Sourcebook of paleolithic transitions: methods, theories, and interpretations*. New York: Springer, 2009.

Jean de Heinzelin, J. Desmond Clark, Tim White, William Hart, Paul Renne, Giday Wolde Gabriel, Yonas Beyene, and Elisabeth Vrba Environment and Behavior of 2.5-Million-Year-Old Bouri Hominids. Science 1999 284: 625-629.

Michael Sedgwick & Mark Gillies, *A-Z of Cars 1945-1970*, 1986

Créditos das imagens

Capa

1 yellow sports car on red background, photorealistic 3d render, generic design, non-branded - Ilustração - valtrifon Shutterstock • **2** Carlos Renato • **3** architecture of geometry at glass window - monochrome - Imagem sema srinouljan Shutterstock • **4** Anatomia www.123rf.com • **5** sketch design of living ,3dwire frame render - Ilustração Por Suwatchai Pluemructai - Shutterstock • **6** Criação de Adão Michelanlangelo: Wikimedia Commons • **7** Imagens dos autores arquivo pessoal

Miolo

1 *De humani corporis fabrica* • **2**. https://www.wikiwand.com/pt/Andreas_Vesalius • **3/4/5** imagens de divulgação • **6** Matheus Pfeifer • **7/8/9/10** Imagens do arquivo dos autores • **11** https://www.wdl.org/pt/item/10631/ • **12** https://www.wga.hu • **13/15** Carl Warner • **15** https://www.wga.hu • **16** Carlos Renato • **17** Alex John Beck • **18** J.K2507 – Shutterstock • **19/20/21/22** https://www.wga.hu • **23** 4.bp.blogspot.com • **24** https://en.wikipedia.org • **25** Wikimedia Commons • **26** Imagem do arquivo dos autores • **27** https://www.wga.hu • **28** /www.thoughtco.com • **29** https:// www.christies.com • **30** Morphart Creation – Shutterstock • **31** https://www.wga.hu • **32** https://i.pinimg.com • **33** https://fenix.tecnico.ulisboa.pt • **34** Google Earth • **35** https://www.flickr.com • **36** Carlos Renato • **37** Matheus Pfeifer • **38** Prometheus72 – Shutterstock • **39** https://segredosdomundo.r7.com • **40/41** www.bauhausdesign.com.br • **42/43/44/45** canstockphoto.com.br • **46** https://pxhere.com • **47** wikipidia.com • **48** conrado Shutterstock • **49** Vereshchagin Dmitry – shutterstock • **50** https://www.rct.uk • **51** https://www.wga.hu • **52** http://ripelomundo.com.br • **53** http://images5.fanpop.com • **54/55/56** - canstockphoto.com.br • **57** ALL best fitness is HERE – Shutterstock • **58** AlohaHawaii – Shutterstock • **59** Jason Freeny • **60** Hein Nouwens - Shutterstock • **61** Usagi-P – Shutterstock • **62** Photology1971 – Shutterstock • **63** Sergei Tremasov Shutterstoc • **64** Andrew Burgess – Shutterstock • **65** Vikafoto33 shutterstock • **66** Victor Moussa – Shutterstock • **67** OSTILL is Franck Camhi – Shutterstock • **68** Medical Art Inc – Shutterstock • **69** canstockphoto.com.br • **70** wavebreakmedia – Shutterstock • **71** Dmitry Morgan – Shutterstock • **72/73/74** canstockphoto.com.br • **75** https://www.wga.hu • **76** Matheus Pfeifer • **77** canstockphoto.com.br • **78/79** Matheus Pfeifer